유니버설 디자인과 장애인 치과병원

Universal Design & Dental Hospital for the Handicapped

유니버설 디자인과 장애인 치과병원

Universal Design & Dental Hospital for the Handicapped

장지혜 · 최충호 · 김병국 저

전남대학교출판부

서 문

유니버설 디자인이란 어린이로부터 성인, 그리고 노인에 이르기까지 편리하게 이용할 수 있는 상품과 환경의 창조를 추구하며, 이것은 장애를 가지고 있는 사람과 가지고 있지 않은 사람, 그리고 사고나 부상 중으로 일시적 장애를 가지고 있는 사람들 모두 사용할 수 있는 제품이나 시설을 의미한다.

치과 병원은 사람들의 치아 건강을 관장하는 공간으로서 치과의사, 진료보조원, 그리고 환자 모두가 생활하는 공간이다. 이렇듯 치과 병원은 불특정 다수인이 찾아오는 공간이므로 장애인을 포함한 환자 모두를 고려하는 유니버설 디자인 원리가 엄격히 적용되어야 하는 공간임에도 불구하고 현재 우리나라의 장애인에 대한 낙후된 인식으로 인해 병원에서 조차 장애인을 위한 편의시설이 부족한 상황이다.

현재 장애인을 위한 공간에 대한 연구나 병원에 대한 연구는 많지만 유니버설 디자인을 적용한 치과 병원에 관한 연구가 부족한 실정이다. 치과병원은 진료의 특성상 유니버설 디자인 원리에 대한 적용이 절실히 필요한 공간이다. 치과 병원은 치유를 위한 공간으로서 환자의 치료 받을 권리를 존중해 주어야 하며 이를 위해 장애를 가진 사람도 편하게 접근할 수 있는 barrier free design이 무엇보다도 중요하다.

또한 최근 보건복지가족부는 구강진료 전달체계의 사각지대에 놓여 있는 중증장애인들에 대한 효과적인 치과 치료를 위해 장애인구강진료센터를 지정해 시설·장비를 지원키로 하여 이에 대한 관심이 높아지고 있다.

이 책은 치과 병원에서의 치과의사, 진료보조원, 그리고 장애인을 포함한 환자를 위한 유니버설 디자인 적용 방안에 관하여 인간공학을 기반한 물리적 환경과 환경심리행태에 기반한 심리적 환경으로 나누어서 정리하였다.

여러 분야가 관련되기 때문에 체계나 표현에 미숙한 점이 많고 더 많은 국내외 자료를 찾았으면 하는 아쉬움이 남지만 장애인을 포함한 환자들의 치과 병원을 계획에 참여하고 있는 실무자나 치과의사들에게 일조할 수 있을 것으로 기대한다.

끝으로, 이 책이 나오기까지 도움을 주신 많은 분들에게 감사드린다.

2010년 10월

장지혜, 김병국

목 차

제 1 장

서 론

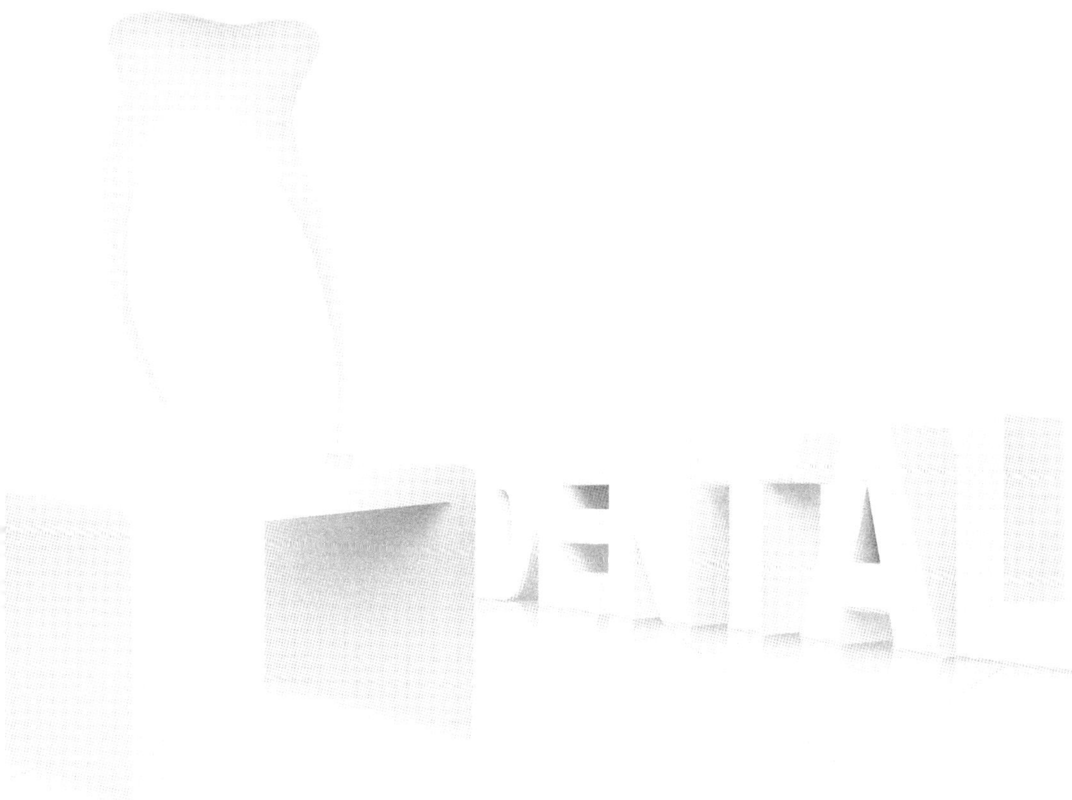

1. 배경 및 목적

현재 우리나라의 장애인 수는 꾸준히 늘어나고 있으나 이들에 대한 의료 혜택은 부족한 실정이다. 특히 장애인들은 유전적, 신체적 운동 제약의 특성상 구강 관리가 힘들어 더 세심한 관리가 필요하다.

장애인을 위한 치과병원은 많지 않으며 또한 운영이 어려운 실정이다. 이와 같은 어려움 때문에 권용화(2006)는 장애인 전문병원 증설 시 드는 시설비의 국가적 차원의 지원이 필요하며 증설 후 계속적 운영을 위해서 원조 역시 필요하다고 주장하고 있다. 장애인은 대부분 보호자가 저소득층인 경우가 많아 장애인 환자만을 대상으로 병원을 운영하기에는 많은 어려움이 따르므로 재정적 보조가 많이 필요한 실정이다.

또한 장애인 보호자를 대상으로 장애인 진료 방향에 대한 설문 조사를 한 결과 일반 개인 치과의원에서도 장애인이 편안하고 쉽게 진료할 수 있는 장비 및 시설이 갖추어졌으면 한다고 응답한 응답자가 가장 많았다. 이는 신체적 불편으로 거주 지역 생활권 내에서 치료를 받고자 하는 욕구가 반영된 것으로 사료된다.

이와 같은 결과를 종합해서 볼 때 현재 우리나라 장애인의 치과의료 서비스의 향상을 위해서는 유니버설 디자인이 적용된 치과가 절실히 필요하다고 본다.

유니버설 디자인은 남녀노소 장애인 비장애인 구별 없이 누구나 안전하고 쉽고 편리하게 이용할 수 있도록 제품이나 생활환경을 디자인하는 것으로 1970년대에 처음 등장한 용어이다. 현재 우리나라에서 유니버설 디자인은 주로 학문적인 연구만이 이루어지고 있는 실정이며 일부 공공기관에서 도입이 시도되기 시작했다.

유니버설 디자인을 적용한 치과병원을 계획한다는 것은 장애인 치료만을 위한 치과를 따로 계획하는 것이 아니라 장애인을 포함한 모든 공간 사용자를 고려한 환경을 계획하는 것이다. 다시 말해서 그 공간을 사용하는 사람이 누가 됐든지 간에 누구든지 물리적으로나 심리적으로 편리하게 공간을 사용할 수 있도록 배려함으로써 특정인만을 위한 공간 디자인에서 발생할 수 있는 소외감 및 역차별에서 벗어난 한 단계 발전한 개념이다.

이 책의 목적은 치과를 계획함에 있어서 유니버설 디자인을 적용하여 누구나 사용하기 편리한 공간을 디자인하기 위한 방안에 대해 살펴보기 위함이다. 이를 위해 필요한 요소들을 인간 공학에 기반한 물리적 환경과 환경심리행태에 기반한 심리적 환경으로 나누어서 생각해 보기로 한다.

2. 치과 공간의 특성 및 계획 시 고려사항

치과 공간은 일반 공공시설과 차별화된 다음과 같은 특성이 있다.

1. 상주인과 방문인이 존재한다. 상주인을 위한 공간계획과 방문인을 위한 공간계획을 모두 고려해야 한다. 상주인에는 의사와 직원이 속하며 방문인에는 장애인도 포함된다.

2. 치과는 치유 공간이다. 치유환경 요소를 계획해야 한다.

3. 서비스 공간이다.

4. 공포와 불안을 조절할 수 있는 환경 요소를 계획해야 한다.

5. 치료의 특성상 대기 시간이 존재하므로 대기심리를 파악한 환경을 계획해야 한다.

이와 같은 특성을 토대로 치과병원에서의 유니버설 디자인 적용방안에 관하여 논의해 보고자 한다.

3. 유니버설 디자인의 개념

유니버설 디자인을 폭넓게 정의한다면 "모든 사람을 위한 디자인" 또는 "평생을 위한 디자인" 이라고 할 수 있다.

유니버설 디자인은 어린이로부터 성인, 그리고 노인에 이르기까지 이용할 수 있는 상품과 환경의 창조를 추구하며, 이것은 장애를 가지고 있는 사람과 가지고 있지 않은 사람, 그리고 사고나 부상 등으로 일시적 장애를 가지고 있는 사람들 모두 사용할 수 있는 제품이나 시설을 의미한다.

유니버설 디자인이라는 용어는 1970년 Ronald Mace에 의해 처음으로 지칭되었으며, 1970년대 중반에 미국에서 장애인을 위한 특수한 시설 설치와 공간 조성에 따르는 부가적인 비용과 문제점을 줄이고자 하는 노력의 일환으로 시작되어 현재는 미국 전역에 걸쳐 건축 및 디자인 분야의 주요 개념으로 다루어지고 있다.

아직까지 우리나라에서는 유니버설 디자인은 학문적인 범주 내에서 연구가 이루어지고 있을 뿐, 생활에 널리 적용되지 않은 실정이므로 우리에게 맞는 디자인의 개발이 필요하다.

국내의 유니버설 디자인의 개념에 근거한 '장애인 · 노인 · 임산부 등의 편의 증진보장에 관한 법률'이 1997년에 제정되어 편의시설의 설치를 권장하고 있으며, 현재 계속적으로 설치되고 있다. 그러나 이런 건축적 장애 제거만으로는 모든 사람이 행복하게 지역사회에서 생활하는 데는 좀 더 많은 사람들의 생각이 바뀌어야 할 것이다.

유니버설 디자인은 「기능 지원성, 수용가능성, 접근성, 안전성」

이라는 4가지 디자인 원리를 기본으로 한다.

유니버설 디자인의 주요 주창자들에 의해 다음과 같은 7가지 원칙이 수립되기도 한다.

① 공평한 사용 (Equity Use)

② 사용상의 융통성 (Flexibility in Use)

③ 간단하고 직관적인 사용 (Simple, Intuitive Use)

④ 인지할 수 있는 정보(Perceptible Information)

⑤ 실수에 대한 포용력 (Tolerance for Error)

⑥ 적은 신체적 노력 (Low Physical Effort)

⑦ 접근과 사용을 위한 크기와 공간 (Size and Space for Approach and Use)

이것들은 가능한 많은 사용자의 요구를 충족시킬 수 있는 특성들을 보다 바람직한 방법으로 통합할 수 있도록 디자인 지침을 제공하는 것이다.

유니버설 디자인은 다음과 같은 산업분야에서 응용되어 질 수 있다.

① 사회복지 진흥, 정책입안, 관리

② 유니버설 디자인 학술연구

③ 인터페이스 디자인　　④ 의료기기 디자인

⑤ 장애보장구 디자인　　⑥ 건강관리기기 디자인

⑦ 재활의료기기 디자인　　⑧ 실버용 제품 디자인

4. 현재 우리나라의 장애인 치과 진료의 실태

우리나라 등록 장애인 수는 약 209만 명('07)으로 이 중 환자의 치과치료 협조 등이 곤란해 치과치료가 어려운 중증장애인(정신지체, 발달장애, 뇌병변 등)은 약 36만 명으로 추정된다.

장애인은 자가 구강위생 관리가 어렵고, 치과로의 이동 및 치과진료 협조가 힘들기 때문에 제때에 치료가 이루어지지 못해 질환이 진행·방치되는 경우가 많다. 특히, 중증장애인의 경우 일반치과의원에서는 진료가 힘들고 치과 진료 시 전신마취가 필요한 경우가 많다.

현재 보건소 구강보건센터(17개소) 및 특수학교 구강보건실(42개소)에서 경증장애인 위주의 예방진료 및 간단한 1차 진료를 수행하고 있으며, 전국 359개 치과의료 기관이 장애인 진료에 참여하고 있다. 그러나 장애인 치과진료의 어려움 때문에 대부분 경증 장애인 치과진료에 치중하고 있으며, 중증장애인 이상의 전문 치과진료를 수행하는 국내 장애인전문 치과병원은 서울시에서 운영하는 서울시립장애인치과병원('05~)이 유일한 실정으로, 장애인 치과진료 거점역할을 수행할 수 있는 장애인구강진료센터 설립 필요성이 꾸준히 제기되어 왔다.

아울러, 보건복지가족부는 2013년까지 주요 거점지역에 총 9개의 중증장애인 전문 치과진료센터를 설치하고, 장애인 치과진료 네트워크 구축 및 민간 지원 등을 통해 사각지대에 놓인 장애인의 치과진료를 강화해 나갈 예정이다.

5. 장애인 관련 법규

국내에는 유니버설 디자인의 개념에 근거한 '장애인 · 노인 · 임산부 등의 편의 증진보장에 관한 법률'이 1997년에 제정되어 편의시설의 설치를 권장하고 있다.

이 법의 목적은 장애인, 노인, 임산부 등이 생활을 영위함에 있어 안전하고 편리하게 시설 및 설비를 이용하고 정보에 접근하도록 보장함으로써 이들의 사회활동참여와 복지증진에 이바지함을 목적으로 한다.

장애인 등은 인간으로서 존엄과 가치 및 행복을 추구할 권리를 보장받기 위하여 장애인 등이 아닌 사람들이 이용하는 시설과 설비를 동등하게 이용하고 정보에 자유롭게 접근할 권리를 가진다.

국가 및 지방자치단체는 장애인 등이 생활을 영위함에 있어 안전하고 편리하게 시설 및 설비를 이용하고 정보에 접근할 수 있도록 각종 시책을 마련하여야 한다. 시설주는 장애인 등이 공공건물 및 공중이용시설을 이용함에 있어 가능한 최단거리로 이동할 수 있도록 편의시설을 설치하여야 한다.

대상시설별로 설치하여야 하는 편의시설의 종류는 대상 시설의 규모, 용도 등을 고려하여 대통령령으로 정한다. 편의 시설의 구조, 재질 등에 관한 세부 기순은 보건복지가족부령으로 정한다.

장애인 등의 이용이 많은 공공건물 및 공중이용시설의 시설주는 휠체어, 점자안내책자, 보청기기 등을 비치하여 장애인 등이 당해 시설을 편리하게 이용할 수 있도록 하여야 한다.

규정에 의하여 휠체어, 점자안내책자, 보청기기 등을 비치하여야 하는 공공건물 및 공중이용시설의 범위와 휠체어, 점자안내책자, 보청기기 등을 비치하여야 할 용품의 종류 등에 관한 사항은 보건복지가족부령으로 정한다. 휠체어, 점자안내책자, 보청기기 등의 이용료는 무료를 원칙으로 하되 수리에 소요되는 비용 등을 감안하여 실비로 할 수 있다.

공공건물 및 공중이용시설의 시설주는 주차장 법령이 정하는 설치비율에 따라 장애인전용주차구역을 설치하여야 한다. 국가보훈처장과 시장, 군수, 구청장은 보행에 장애가 있는 자로부터 신청을 받은 경우 장애인 전용주차구역에 주차가 가능함을 표시하는 장애인자동차표지를 발급하여야 한다. 누구든지 장애인자동차표지가 부착되지 아니한 자동차를 장애인전용주차구역에 주차해서는 안 된다.

보건복지가족부장관과 시설주관기관은 시설주에게 편의시설의 설치 및 운영에 관련된 자료의 제출을 요구하거나 소속공무원으로 하여금 편의시설설치 및 설치된 편의시설의 세부기준의 적합성 여부에 관하여 검사하게 할 수 있다.

대상시설이 이 법의 구정에 위반한 경우에는 해당 시설주에게 대통령령이 정하는 바에 따라 기간을 정하여 이 법에 적합하도록 편의시설의 설치 및 개선 등 필요한 조치를 명할 수 있다.

법인의 대표자 또는 법인이나 개인의 대리인, 사용인 기타 종업원이 그 법안 또는 개인의 업무에 관하여 제25조의 위반행위를 한 때에는 행위자를 벌하는 외에 그 법인 또는 개인에 대하여도 동조의 벌금형을 파한다.

6. 장애인의 개념

장애인은 지체장애, 시각장애, 청각장애, 언어장애 또는 정신 지체 등 정신적 결함으로 인하여 장기간에 걸쳐 일상생활 또는 정신 지체 등 정신적 결함으로 사생활에 상당한 제약을 받는 자로써 장애인 복지법 시행 규칙 제2조 2항 규정에 아래 표 1과 같이 고시하고 있다(이규일, 2003).

표 1. 장애인 등급판정 기준

대분류	중분류	소 분 류	세 분 류
신체적 장 애	외 부 신 체 기능의 장 애	지체 장애	절단 장애, 관절 장애, 지체기능 장애, 변형 등의 장애
		뇌병변 장애	중추 신경의 손상으로 인한 복합적인 장애
		시각 장애	시력 장애, 시야결손 장애
		청각 장애	청력 장애, 평형기능 장애
		언어 장애	언어 장애, 음성 장애
	내 부 기관의 장 애	신장 장애	투석치료 중이거나 신장을 이식받은 경우
		심장 장애	일상생활이 현저히 제한되는 심장기능 이상
정신적 장 애	정신 지체		지능지수가 70 이하인 경우
	정신 장애		정신분열병, 분열형 성동징애, 양극성 정동장애, 반복우울장애
	발달 장애 (자폐증)		소아사뼤 등 지페성 장애

제 2 장

치과 공간의 물리적 환경

1. 인간공학의 개념

미국의 E. J. Macormick은 인간공학이란 인간이 물건을 사용하는 데 대한 기술의 체계를 말하거나 좁은 뜻으로는 인간의 작업과 작업 환경을 인간의 정신적 · 신체적 성능에 적합하게 하는 것을 목적으로 하는 과학이다. 따라서 인간이 사용하는 설비 · 기계 · 인간-기계계 · 상품 등의 설계나 작업방법 · 작업 환경의 개선에 대하여 인간공학을 적용할 수 있다고 하였다(한석우, 1999).

기계나 환경을 설계할 때 기계본위만을 주로 생각하고 인간이 사용하는데 편의나 피로 등의 인지를 2차적으로 생각하는 것에서 벗어나 인간이 본위가 되어 기계나 기구를 인간 위주로 인간이 사용하기에 편리하게 만들려는 것이 인간공학이다.

인간공학은 본래 산업심리학의 한 분야로서 작업 환경 중에서 사회환경면을 연구하는 것이 인간관계론이고 물질환경면을 연구하는 것이 인간공학이다. 이 인간공학 중에서 공기, 온도, 음향 등의 작업환경이나 설비, 기계, 공구, 작업대, 노동시간 등의 작업조건과 노동과의 관계에 대한 연구도 포함된다.

인간공학에 있어서 계측은 중요한데 크게 두 가지 방법이 있다. 하나는 정적 계측이고 다른 하나는 동적 계측이다. 여기에서 더 중요하게 다루어 져야 하는 개념이 동적 계측이다. 인간은 가만히 있는 것이 아니라 항상 움직이면서 생활하게 된다. 이 움직임을 파악하고 분석하여 측정하는 것이 동적 계측이다.

이 개념을 바탕으로 장애인의 동작 특성을 이해하고 치과 병원 공간에 적용해 보기로 한다.

2. 치과병원의 공간 구성

치과병원의 인적구성은 크게 의료진과 환자로 나뉘고 의료진은 의사와 진료보조원으로 나눌 수 있다. 다시 의사는 원장과 수련의, 그리고 진료보조원은 위생사와 기공사로 나눌 수 있다.

표 2. 치과병원의 일반적 인적 구성

<table>
<tr><th colspan="3">인적구성</th><th>특 성</th></tr>
<tr><td rowspan="2">의 사</td><td colspan="2">원 장</td><td>수술집도, 일반진료</td></tr>
<tr><td colspan="2">수련의</td><td>수술보조, 일반진료, 기타</td></tr>
<tr><td rowspan="3">진 료
보조원</td><td rowspan="2">위생사</td><td>접수 위생사</td><td>접수, 수납담당, 간단한 상담, 차트정리</td></tr>
<tr><td>진료 위생사</td><td>진료준비와 치과기기 소독, 진료보조 기타</td></tr>
<tr><td colspan="2">기공사</td><td>교정틀 제작, 보철물 제작</td></tr>
<tr><td colspan="3">환 자</td><td>치료 대상자</td></tr>
</table>

치과병원은 다른 병원과는 달리 진료실과 그에 따른 진료보조공간의 영역이 크며 특히 다른 진료과목에 비해 별도의 방사선실과 기공실이 필수적이므로 공간구성이 복잡하고 다양하다. 또한 치과병원의 다양한 공간은 상호 긴밀하게 연관되어 있으며 그에 따른 다양한 공간의 요구조건에 충족시키기 위한 분석적이며 종합적인 공간특성을 살펴보아야 한다.

일반적인 치과병원의 공간구성은 아래 표 3과 같다.

표 3. 치과병원의 공간 구성

구 분	각 실의 구분	공간 성격
대 기 공 간	출입구, 대기실, 교육실, 놀이 공간, 화장실, 화장코너, 복도 등	환자가 내원하여 진료순서를 기다리는 공간.
진 료 공 간	진료실, 수술실, 격리실, 예진실, 교정실 등	중심공간으로 진료가 이루어지는 공간.
진 료 보조공간	X-ray실, 상담실, 기공실, 소독실 등	진료를 보조하는 기능을 갖춘 공간과 구강위생 교육 및 상담 공간.
관 리 공 간	접수, 원장실, 진료보조원실 등	접수실과 치과의사를 위한 공간. 접수실은 원장실과 진료보조원실과는 달리 대기실과 진료실의 중간에 위치하여 그 기능을 수행함.

2.1. 진료 공간

(1) 진료실

진료실은 치과에서 가장 중요한 실이다. 타병원의 경우 진단, 검사, 처치 등을 위한 부속실이 있는 경우가 많으나 치과병원은 진료실에서 모든 진료가 이루어지기 때문이다. 따라서 위의 과정이 모두 이루어질 수 있도록 주변기기인 유니트 체어, 싱크대, 이동식 캐비넷, 진료용 선반이 배치될 수 있는 공간이 필요하다. 또한 의료진의 활동공간은 환자의 두부에 한정된다는 특징을 가지고 있다. 즉 의사는 환자의 머리에서 10-12시 방향에 위치하고, 위생사는 2-3시 방향에 위치한다. 따라서 주변 기기의 적절한 배치와 의료진의 효율적인 움직임이 가능한 크기의 진료공간이 필요하다(유명식, 1986). 환자가 바로 진료실로 들어올 수 있게 하고 원장실, 접수실로부터 관리가 쉽도록 하여야 한다. 또한 소독실, X-ray실 등의 진료지원공간의 동선이 고려되어야 한다.

(2) 수술실

수술실은 진료난이도와 소요기기에 있어 진료실과 구분된다. 수술실에는 현미경, 슬라이드 사진기, 모니터를 설치할 여유 공간이 필요하고 의료진수도 동시에 수련의와 위생사 1-2명이 투입되는 경우가 많다. 이들이 한꺼번에 신속히 작업을 수행하고 서로 방해받지 않도록 통로 공간을 일반 진료실보다 넓게 두는 것이 필요하다. 또한 수술 전후로 소독실로부터 치과 기기를 효율적으로 공급할 수 있도록 동선을 계획한다(김민철, 2003).

2.2. 진료 보조 공간

(1) X-ray실

치아의 매복 여부, 충치의 분포상태, 교정 치료를 하는 경우에는 교정의 계획과 효과 판단, 치아의 발육 정도, 악안면의 병리상태 진단 등을 알아보기 위해 X-ray가 사용된다. 진료공간 중에서 진료실, 수술실, 교정실과 가까이 위치시킨다.

(2) 상담실

슬라이드, 스크린, 비디오 등이 비치되어 치아 관리 교육을 시키거나 보호자와 진료 상담을 한다.

(3) 기공실

기공실은 진료 공간과 가까이 배치하는 것이 좋다. 그러나 환자의 동선과는 완전히 분리시킨다. 치과의사가 직접 제작하는 경우와 외주로 제작하는 경우가 있다.

(4) 소독실

진료실, 수술실, 접수실, 위생사실 가까이 배치한다. 치과 기기를 고온 저주파 혹은 증기를 통하여 살균·소독하여 진료공간에 공급하여 주는 역할을 한다. 따라서 위생사가 효율적으로 감독할 수 있도록 동선을 배치한다.

2.3. 관리 공간

(1) 접수실

접수데스크는 의원의 출입구에서 가장 잘 보이는 곳에 위치하는 것이 일반적이다. 또한 위생사들이 대기공간, 진료공간, 진료보조공간을 지나다니는 경우가 많으므로 중심적인 위치를 차지하도록 하여 동선을 짧게 하는 것이 중요하다. 접수실은 접수·수납업무 뿐만 아니라 간단한 치료 안내, 약의 처방, 주의사항 통보의 역할도 한다.

(2) 원장실

치과의사의 전용실로 타의원의 실보나 작은 편이다. 치과의사의 진료는 거의 다 진료실에서 이루어지고 있기 때문에 원장실은 의사의 휴식과 진료 준비, 혹은 연구 공간으로 사용되어진다. 진료실 가까이 위치하며 의사가 기공을 겸하는 경우 기공실을 가까이 위치시킨다.

(3) 위생사실

위생사의 갱의 및 휴식이 이루어지는 공간이다. 의료진의 식사 공간으로도 사용되어지며 접수실, 소독실과 가까이 배치시켜 동선을 최소화한다.

2.4. 대기 공간

(1) 대기실

치과의원의 주출입구에서 가장 먼저 볼 수 있는 공간을 대기실로 두는 것이 바람직하다. 또한 대기공간은 접수공간과 마주보고 있게 하여야 하며 대기 중 잇솔질을 위해 교육실이 가까워야 한다.

(2) 놀이 공간

소아 치과의 경우 놀이 공간이 필요하다. 놀이공간의 기능은 크게 두 가지이다. 첫째는 소아들이 익숙하지 않은 환경에서 놀이를 통해 치과의원에 친숙하게 하려는 의도이다. 둘째로 서로 치아 치료를 받는 소아들을 보면서 스스로도 치료를 받을 수 있도록 용기를 북돋아 주는 역할을 한다. 그러나 병원의 규모가 작아 놀이 공간의 소음이 진료 공간에도 들리는 경우 의료진의 집중도를 떨어뜨릴 수 있으므로 주의해야 한다.

(3) 교육실 (TBI, Teeth Brushing Instruction)

진료실과 대기실 중간에 교육실을 위치시킨다. 진료 전에 치아 세척을 하거나 진료 후에 위생사 등에 의해 칫솔질을 교육받는다.

3. 치과 공간의 사용자 동선

3.1. 치과병원 사용 대상자의 동선

치과의원에서 기능별로 분리된 각 공간들은 균형과 조화를 이루어야 하며 환자, 의사, 진료보조원의 동선의 흐름이 원활하게 이루어져야 한다. 합리적인 동선이 이루어지기 위해서는 사용자들의 행위와 작업내용, 각 공간들의 관계를 파악해야 한다(조은욱, 1987). 환자 동선의 경우, 환자는 치과에 내원 후 먼저 접수실에서 진료에 대한 접수를 한다. 접수 후 호출시 까지 환자는 대기실에서 기다리게 된다. 다음으로 환자는 호출이 되어 진료실(X-ray실)에서 진료를 마친 후 회계-출구의 동선으로 이루어진다. 한편 치과의사의 동선은 의사실(원장실)과 진료실 간에, 진료실 상호간에 그리고 상담실과 진료실 간에 동선이 이루어진다. 그리고 진료보조원의 동선은 진료를 위해 뒷받침해주는 역할로 안내 및 접수, X-ray 촬영, 기공, 치과기자재의 소독, 구강교육 등 다양한 작업과 업무로 이루어진다.

치과병원에서 합리적으로 구성된 실의 배치와 동선의 계획은 병원의 사용자 모두에게 부가적 노력과 수고를 최소화시켜 능률을 높이고 쾌적한 실내공간을 유지하게 한다. 그러므로 이를 위해서는 다음과 같은 표 4의 사항을 고려하여야 한다(도혜자, 1988).

표 4. 동선계획 시 고려사항

1. 가장 많이 사용되는 장소는 원활한 통행의 흐름이 가능하도록 충분한 면적을 할당하여 병목현상을 방지한다.
2. 자주 사용되는 장소나 중요한 활동이 이루어지는 장소는 면적의 중앙부에 위치시킨다.
3. 동선을 체계화시키기 위하여 각 실을 연결하는 주통행 동선을 우선적으로 연결하고 그 다음 주간선, 지선을 뚜렷이 구분하여 각 동선의 성격을 명확히 한다.
4. 치과의사, 진료보조원 및 환자의 동선 간에 교차가 이루어지거나 주동선이 대기 장소와 교차되지 않도록 한다. 교차가 일어나는 부분은 직원이 물건을 들었을 경우 환자의 통행이 용이하도록 하기 위하여 1.2m의 폭을 유지하여야 한다.
5. 평면계획은 동선거리가 가장 짧도록 배치한다.
6. 대기공간과 통행공간이 분리되어야 한다.
7. 환자의 동선이 이루어지는 각 실은 통로 연결의 단순성과 방향 제시가 뚜렷해야 한다.

3.2. 동선의 구성

(1) 환자의 동선 구성

환자의 동선은 환자가 초진 환자인지 재진 환자인지에 따라 달라진다. 초진 시에는 접수하고 대기실에서 대기 후 바로 진료실 혹은 예진실로 들어가서 간단한 검사, X-ray촬영을 한 후 그리고 상담을 마치고 귀가한다. 재진 시에는 양치질 후에 진료실과 수술실로 이동하여 치료를 받고 결과를 확인하기 위한 검사 및 상담을 하고 귀가한다.

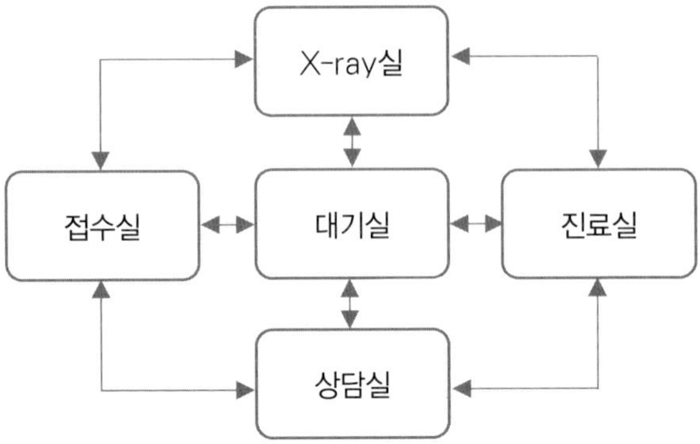

그림 1. 환자의 동선 구성

(2) 치과의사의 동선 구성

치과 의사는 주로 진료실에서 환자를 보고 환자가 없을 때는 원장실에 있기도 한다. 상담실에서 환자와의 상담이 이루어지고 방사선 촬영을 위해 X-ray 실에 가기도 한다. 또한 보철물의 기공 작업을 위해 기공실에 가기도 한다.

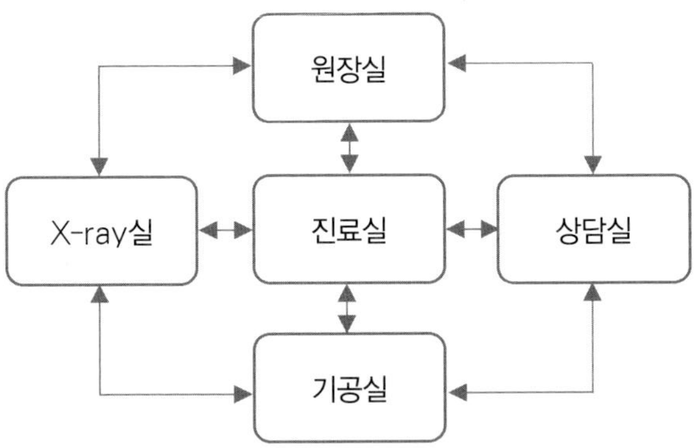

그림 2. 치과의사의 동선 구성

(3) 위생사의 동선 구성

접수 위생사의 경우에는 접수대에서만 일을 보겠지만 진료 위생사의 경우에는 진료실부터 상담실, 대기실, X-ray실, 접수대, 기공실, 소독실을 걸친 광범위한 동선이 형성된다.

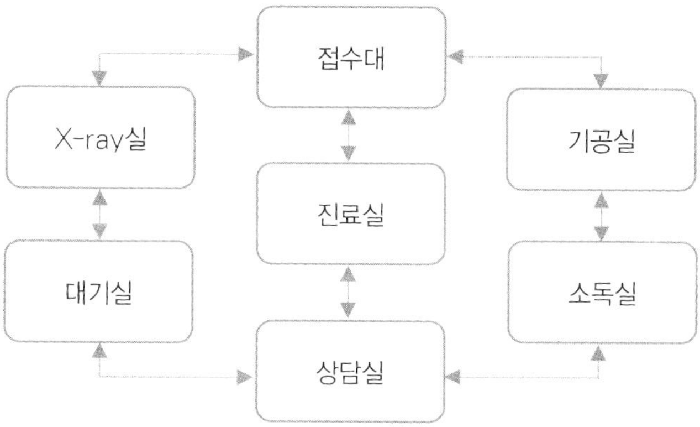

그림 3. 위생사의 동선 구성

(4) 기공사의 동선 구성

기공사의 동선은 병원 자체 내에서 기공하는 경우 환자와 거의 대면이 없으나 가끔 대면하는 경우도 있다.

3.3. 동선의 계획

동선은 가능한 짧으면서 각 인적 구성원 간의 동선의 충돌이 최소가 되는 것이 가장 효율적이다.

김용(2006)의 치과 의원의 실내건축디자인 계획 방향에 관한 연구의 사례 중 관리 공간인 진료보조실의 비효율적인 동선의 경우, 대기 공간이나 외부에서 관리공간으로 별도의 출입구가 없어 동선이 길며, 진료실을 통과하여 관리공간에 진입하는 등 진료하는 직원 및 환자와 동선이 자주 교차하여 비효율적인 동선체계를 보인다고 설명하였고, 효율적인 동선의 경우, 관리공간인 진료보조원실에 외부복도와 연계 가능한 출입구를 별도로 설치함으로써, 환자와 직원의 동선교차를 최대한 줄이는 효율적인 동선체계를 보인다고 설명하였다. 진료보조공간인 X-ray실과 상담실의 비효율적인 동선의 경우, 전체적으로 진료보조 공간인 X-ray실이나 상담실에서 진료실까지의 동선이 길어 환자에게 불편함을 주는 사례를 소개하였고 효율적인 동선의 경우, 진료보조공간인 X-ray실이 진료공간과 가깝고, 상담실도 진료공간에 포함되어 바로 상담이 가능함을 설명하고 있다.

4. 치과병원의 공간 계획

4.1. 진료 공간의 형태

진료 공간의 형태는 단위 진료 공간의 상호간 연결 형태에 따라 개방형(open type), 반 개방형(semi-open type), 구분형(section type) 등으로 나눌 수 있다.

개방형은 단위진료 공간 사이가 개방되어 동선의 낭비가 적고 진료 효율을 높일 수 있으나 환자의 프라이버시를 지켜주지 못한다는 단점이 있다.

반 개방형은 진료단위는 개방되어 있지만 각 진료단위를 부분석으로 분리하여 환자의 프라이버시를 어느 정도 지켜주는 장점을 가지나 치료시의 소음이나 대화가 전달된다.

구분형은 진료단위별로 독립성을 높인 형태로 진료장면을 다른 환자에게 보이지 않는다는 편안함과 안정감, 자신만을 진료한다는 만족감으로 치료효과에 긍정적인 요인으로 작용한다. 그러나 진료 중 다른 환자의 상태를 알 수 없고 각 단위가 완전히 분리되어 단위진료공간의 이동시 동선이 길어지고 연결이 자연스럽지 못하며 치료보조 장비와 시설투자 등이 가중된다는 단점이 있다.

표 5. 진료 공간의 형태

	진입방식	형　태
개방형	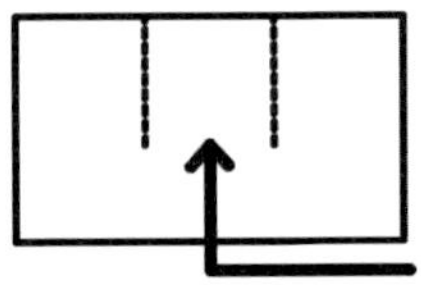	벽이나 도어, 유리칸막이 등이 전혀 없이 완전 개방된 형태
반개방형	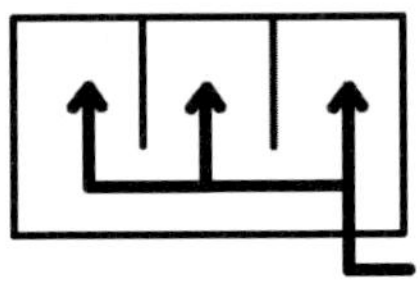	벽이나 도어, 유리칸막이가 설치되어 부분적으로 오픈된 형태
구분형	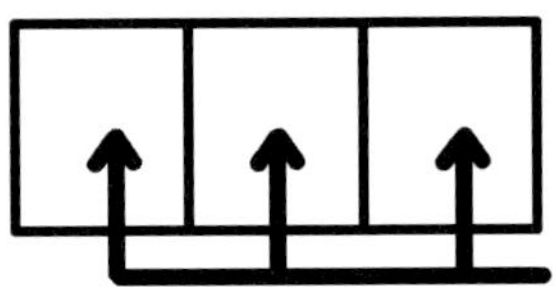	벽이나 도어가 설치되어 완전히 막힌 형태

4.2. 진료 공간 및 관리 공간의 구성

김용(2006)은 사례분석의 결과를 통하여 중·대규모 의원에서 진료 공간을 구성함에 있어서 가장 먼저 중요시 하는 조건은 단위 진료 공간 및 진료의자 전면을 외부창호를 향하게 하여 환자에게 외부환경의 조망과 자연스런 채광과 일조, 환기에 따른 쾌적한 진료환경을 마련해 주는 것이며, 이는 또한 진료 시 치아 색을 맞추기 위한 배치방법의 특성을 나타내고 있다. 그러나 외부창호가 없는 경우에는 외벽을 향하여 일률적으로 배치하는 것으로 나타났다고 한다.

관리공간의 공간구성요소는 접수실, 원장실, 진료보조원실 등으로 나누어진다. 관리공간은 진료보조공간과 같이 중·대규모 의원에서는 소규모 의원처럼 한 영역에 집중되어 있는 것이 아니라 진료실과의 동선을 짧게 하기 위하여, 원장실의 경우 진료공간에 인접하여 있거나 중간에 위치하고 있으며, 진료보조원실의 경우 환자와의 동선을 고려하여 복도의 맨 끝에 위치하고 있는 것이 특징이다. 그리고 접수실은 일반적으로 대기공간에 포함되어 위치하여 구성하고 있음을 알 수 있다(김용, 2006).

4.3. 공간 연결 수법과 평면 유형

치과 병원은 주어진 면적의 크기와 형태에 따라 실내 공간이 크게 달라지지만 독립된 기능을 가진 각 공간의 효율적 연결은 소화로운 환경 조성에 있어 가장 중요하다. 선행연구를 살펴보면 평면 형태의 유형을 대기공간 중심형, 진료공간 중심형, 기능분리형으로 구분한다. 대기공간 중심형은 접수와 대기가 중앙에서 이루어지는 유형으로 내부 이동 및 교대가 신속하나 의료진의 동선이 길어지고 진료 분위기가 산만해질 수가 있다. 진료공간 중심형은 진료실로부터 진료보조공간으로의 출입이 용이하므로 진료능률이 높다. 기능분리형은 동선이 이원화 된 구성으로 환자와 의료진의 동선 구분이 명확하고 환자의 프라이버시가 보장되나 넓은 공간에서만 가능한 평면유형으로 공간의 낭비를 가져올 수 있다(정상주, 1992).

정태종(2002)은 평면 유형을 기존의 기능적인 분류보다는 대기공간, 진료공간, 관리공간의 위치와 연결 수법에 따라 분리형과 결합형으로 구분하였다. 분리형은 진료공간과 대기 공간을 분리하고 접수실과 관리공간을 중간에 위치시켜 복도형으로 구성하며 결합형은 진료 공간과 대기 공간을 칸막이로 구분하고 관리공간을 반대편에 위치 시켰다. 이에 대한 정태종(2002)의 분류는 표 6에 나타나 있다.

표 6. 치과 병원의 평면 유형

분리형	결합형
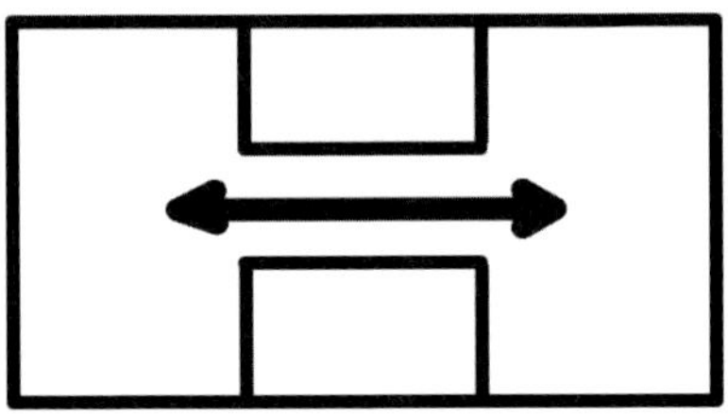	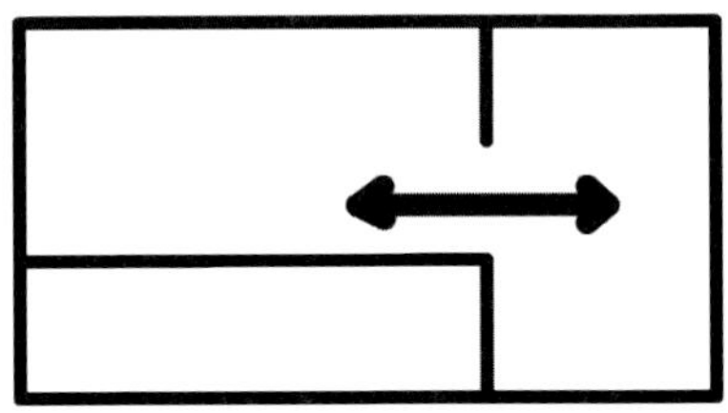

5. 장애인의 분류 및 동작 특성

다음은 한국토지개발공사(1995)의 장애인을 고려한 단지 내 기반 및 편의시설 설치기준의 분류이다.

5.1. 목발

목발은 보행자의 이동을 위한 보조 기구이다.

(1) 목발의 종류

① 보행목발(지팡이) : 가장 간단한 보조기구로서 경미한 보행 장애인 사용.
② 전박 목발 : 보행목발에 슬립을 붙여 지지력을 강화시킨 목발.
③ 겨드랑이 목발 : 가장 널리 사용되는 목발로서 겨드랑이 받침대와 손잡이 두 곳을 통해 체중 전달.
④ 3각, 4각 목발 : 일반 목발에 비해 지지면적이 넓어 안전성이 높고 특히 하반신 불구의 걸음걸이 익히는데 사용.
⑤ 기타 : 보행 스텐드, 보행 프레임, 보행 웨곤 등.

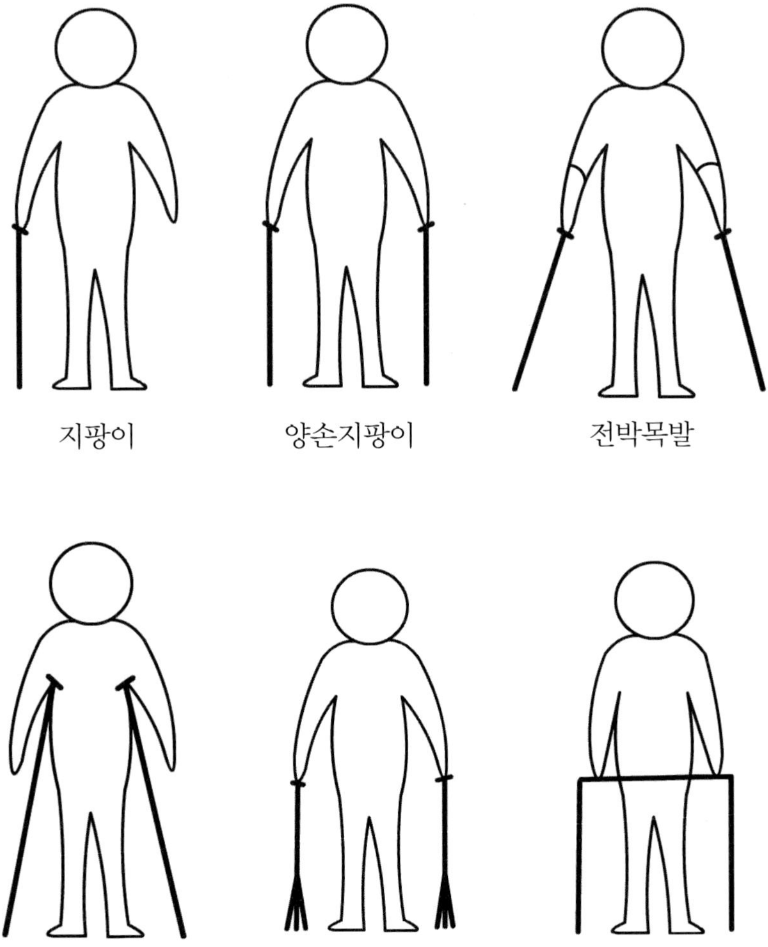

그림 4. 목발의 종류

(2) 목발 사용자의 동작 공간

① 한쪽 목발 사용자 보행 시 폭 : 70～90cm

② 겨드랑이 목발 사용자 보행 시 폭 : 90～120cm

③ 목발의 회전을 위한 폭 : 120cm

④ 목발사용자가 동시에 지나갈 경우의 폭 : 240cm

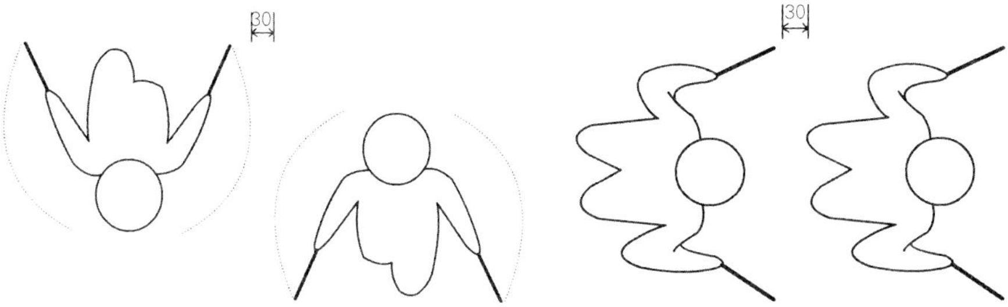

그림 5. 목발 사용자의 동작 공간

5.2. 휠체어

휠체어는 보행이 불가능한 하지 장애인의 이동을 위한 보조기구이다.

(1) 휠체어의 종류

① 동력사용에 따라 수동식과 전동식으로 구분.

② 사용 장소에 따라 옥내용과 옥외용으로 구분.

③ 크기에 따라 대, 중, 소형으로 구분.

④ 바퀴형식에 따라 Solid 타이어 형과 공기타이어형으로 구분.

(2) 휠체어사용자의 동작 공간

1) 정지 공간

① 휠체어사용자의 폭 : 65cm

② 휠체어사용자의 전후 폭 : 110cm

③ 휠체어 사용자의 눈높이 : 110cm 정도, 전체머리까지의 높이는 대략 140cm 정도이다.

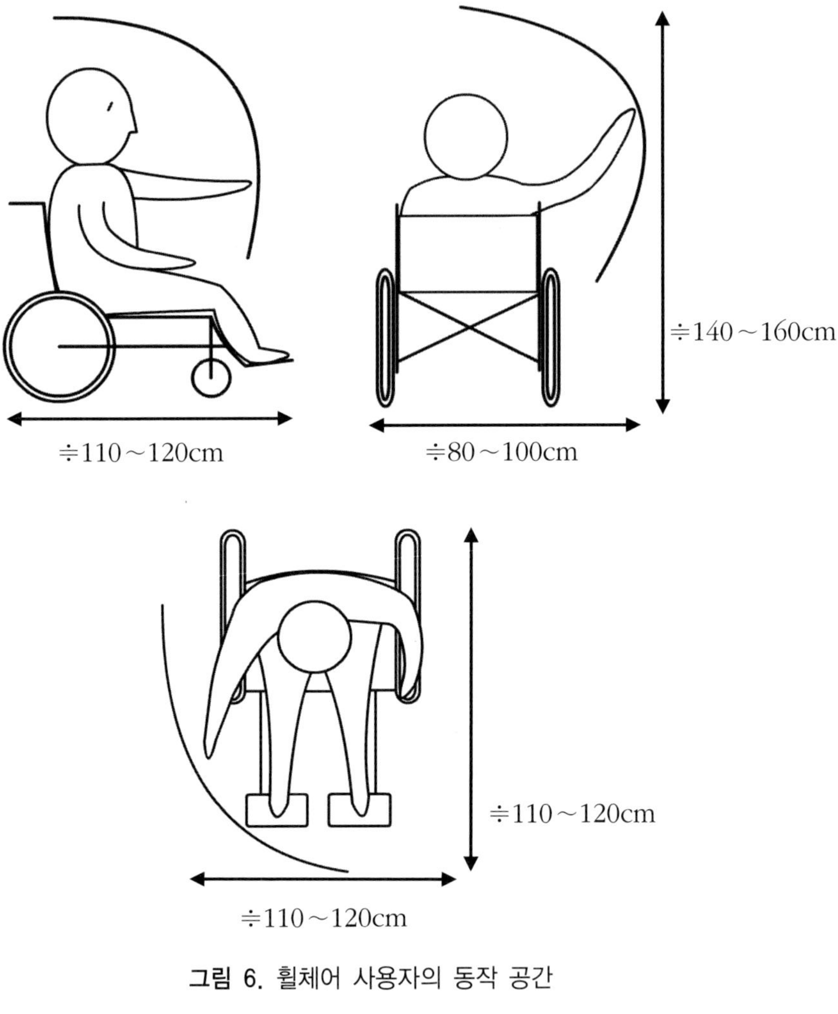

그림 6. 휠체어 사용자의 동작 공간

2) 직진 공간

휠체어 1대가 통행하는데 필요한 폭은 76~91cm 이며, 이에 따라 요구되는 수치는 다음과 같다.

① 출입구 폭 : 최소 80cm 이상

② 복도 폭 : 90cm이상

③ 휠체어와 휠체어, 휠체어와 목발 :180cm이상이 되어야 한다.

세부동작 범위는 다음과 같다.

① 휠체어 보행자가 있을 경우 1대의 최소 직진 폭 : 80cm

② 휠체어 보행자가 없을 경우 1대의 최소 직진 폭 : 90cm

③ 휠체어 보행자가 있을 경우 2대의 최소 직진 폭 : 170cm

④ 휠체어 보행자가 없을 경우 2대의 최소 직진 폭 : 180cm

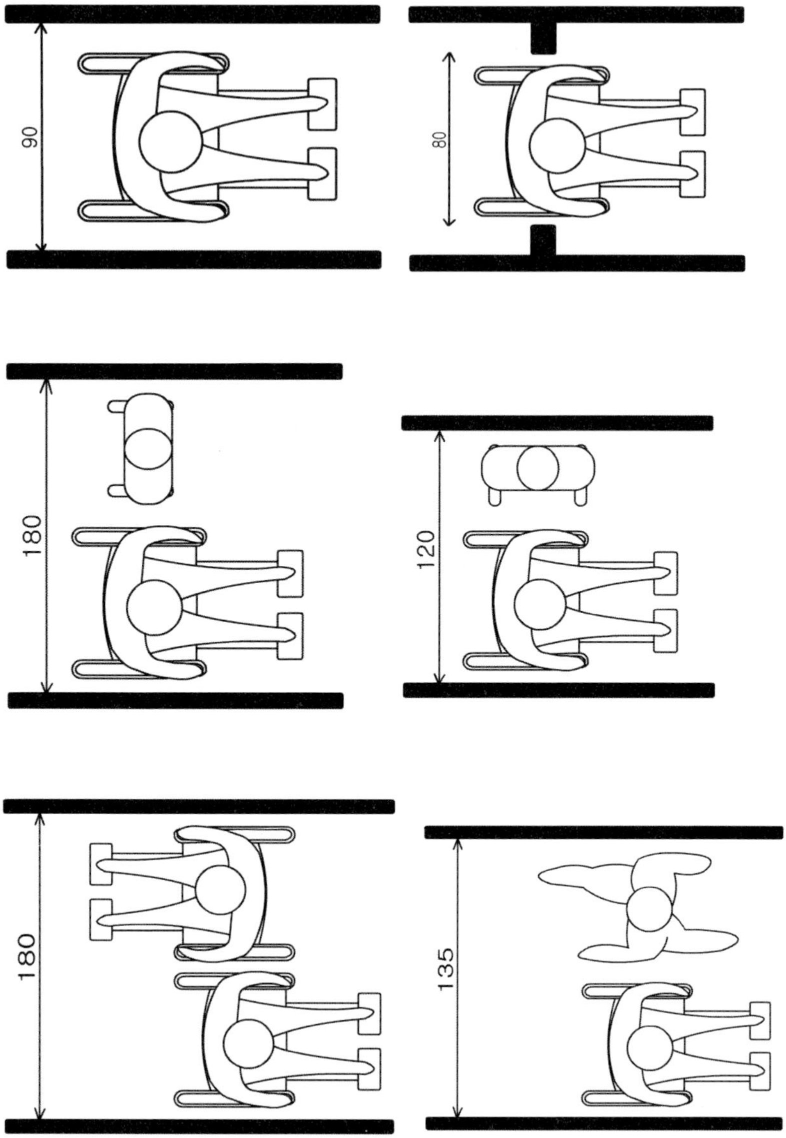

그림 7. 휠체어 사용자의 직진 시 공간

3) 회전 공간

휠체어는 회전 이동이 불가능하므로 방향을 전환하고자 할 때에는 왕복운동을 되풀이 하면서 방향전환을 하므로 회전공간이 필요하다.

형태별 동작 범위는 다음과 같다.

① 90° 방향 전환시 필요 최소 공간 : 135 x 135cm

② 90° 각 통과시 필요 최소 공간 : 140 x 170cm

③ 180° 방향 전환시 필요 최소 공간 : 180 x 190cm

④ 휠체어 중심으로 180° 360° 회전 : 170 x 170cm

⑤ 한쪽의 차축을 중심으로 360° 회전 : 210 x 210cm

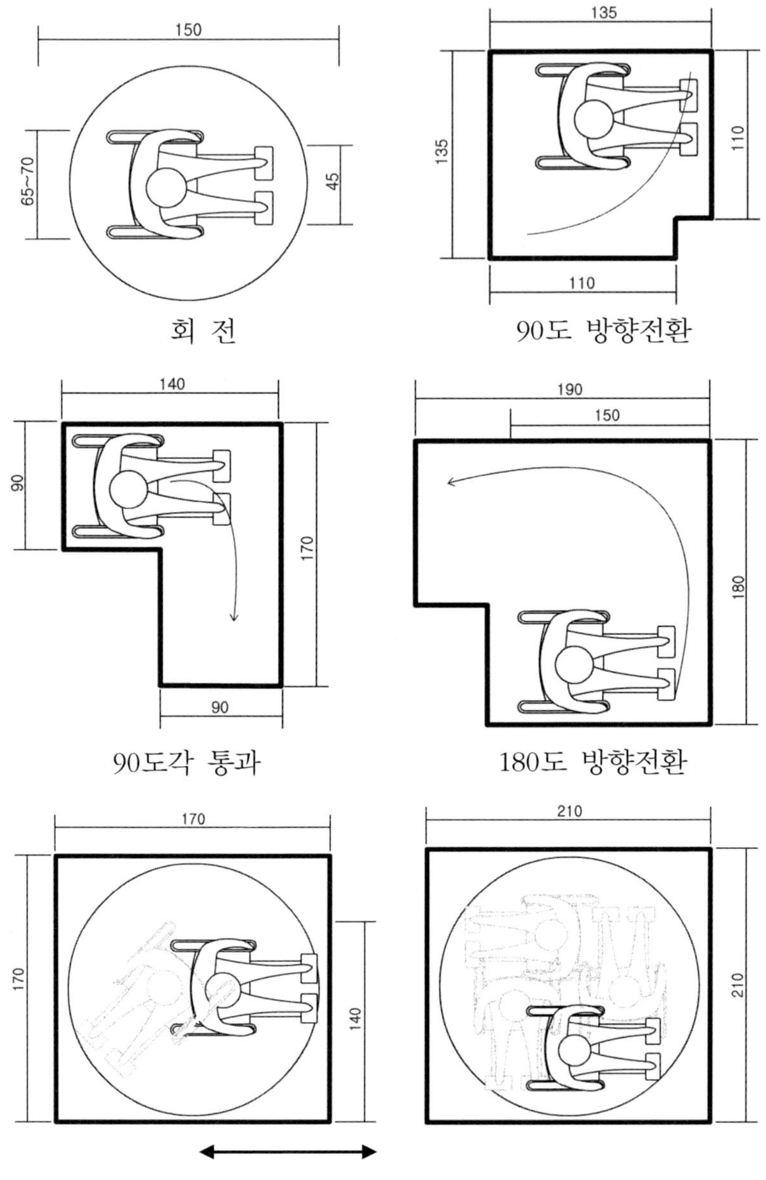

그림 8. 회전상태의 동작 공간

5.3. 시각장애인

시각장애인은 인도지팡이를 사용하여 보행하기 때문에 요구되는 폭은 다음과 같다.

① 최소 90cm 폭

② 전방 90~150cm의 공간이 필요하다.

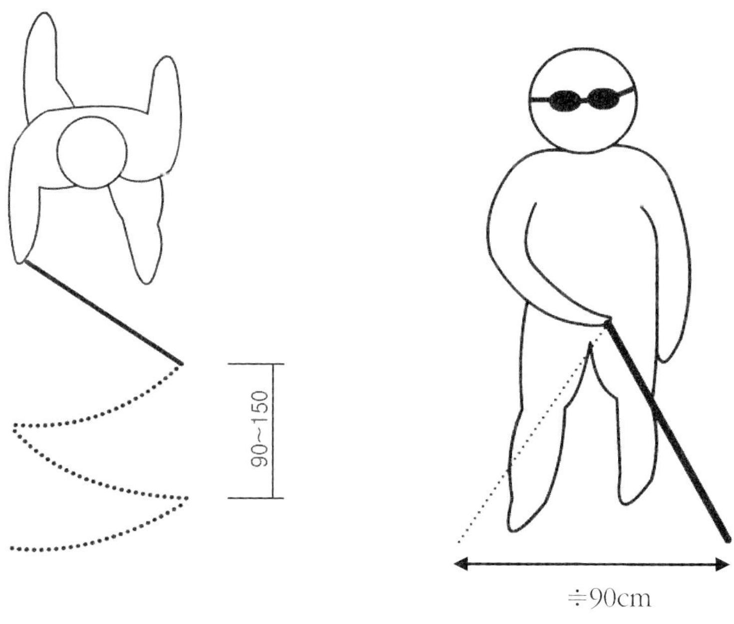

그림 9. 시각장애인의 동작 공간

6. 장애인 편의시설의 개념 및 기능

편의시설은 장애인들의 신체적, 정신적 결함에 의해 정상인들이 사용하는 여러 가지 시설을 사용하는 것에 많은 어려움이 따르기 때문에 장애인들이 사회에 대한 불완전을 최소화 또는 제거하기 위한 기구나 시설, 설비를 말한다. 즉 장애인들이 사회활동을 하거나 단순한 이동 등을 할 때 정상인들과 전혀 다름없을 정도로 활동할 수 있도록 해주는 것을 의미하며, 모든 장애인이 가지고 있는 사회적 불리(Handicap)을 인적, 물적, 사회적 활동과 협력을 통해 가능한 최대한으로 감소시키는데 필요한 시설을 말한다(서선호, 1993).

표 7. 장애인 편의시설 종류

분 류	종 류
건물외부시설	보행로, 도로, 교통도로 등 통행로, 각종 설치물, 교통시설, 기타설비
매개시설	주차장
건물내부시설	계단, 출입구, 통로, 경사로, 승강기, 화장실, 기타설비
공통시설	정보통신시설, 안내표시

6.1. 시각 장애인용 유도블록

시각 장애인 보행 유도에 있어서는 정보전달을 원활히 하기 위해 촉각에 의해 정보를 얻을 수 있도록 설치한다.

시각장애인 유도블록은 유도용 선형블록과 감지용 점형블록을 사용하며, 크기는 30cm x 30cm의 블록을 사용하여야 한다. 선형블록은 유도방향을 따라 평행하게 연속해서 설치하고, 점형블록은 굴절부, 단차부분, 위험장소 등의 30cm 전방에 설치하여야 한다.

(1) 종류

① 위치표시 블록 :직선 보행 중에 위험장소나 횡단보도 등의 목적 지점의 위치인지를 목적으로 한다.

② 유도표시용 블록 : 선형블록이라 하며, 계속적 직선보행의 유도를 목적으로 한다.

③ 굴절점 표시용 블록 : 직선 보행 중에 교차부, 분기부 등의 굴절 지점에 있어서 방향전환의 표시를 목적으로 한다.

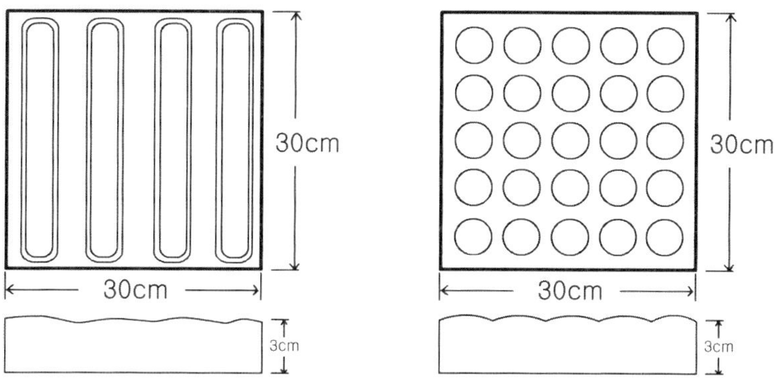

유도표시용 선형블럭　　　　위치표시, 감지, 경고용 점형블럭

그림 10. 장애인 유도블록의 종류

6.2. 장애인용 화장실

(1) 화장실 출입문 및 유효 폭 관련 보건복지가족부 규칙

장애인용 화장실로 들어가기 위한 통로, 출입구는 단차 등 기타의 장애물이 없도록 하여야 하고 출입구에서 가까운 위치에 설치하여야 한다.

① 장애인용 화장실 및 대변기가 설치되어 있는 칸의 출입문의 유효 폭은 0.8m 이상으로 하여야 한다.

② 장애인용 화장실의 출입문은 미닫이 문이나 접이문을 사용할 수 있다.

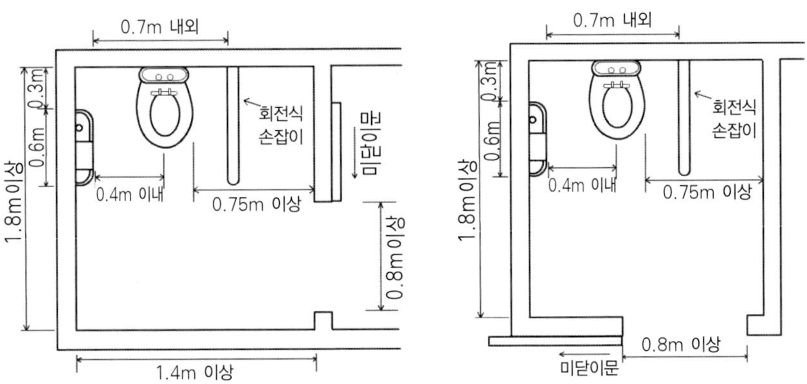

그림 11. 장애인 등이 이용 가능한 화장실(신축건물)

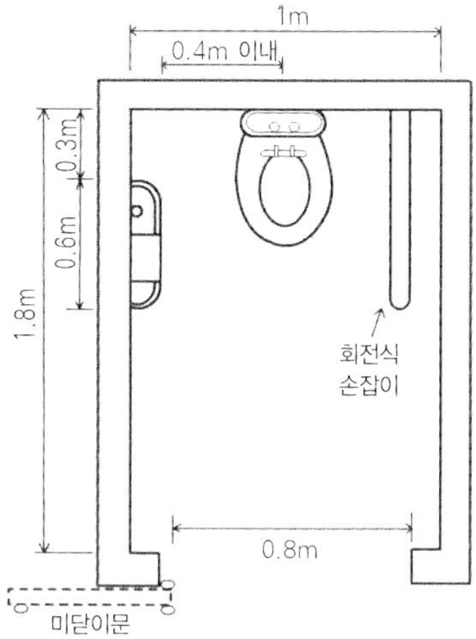

그림 12. 장애인 등의 이용 가능한 화장실(신축이 아닌 기존 시설)

(2) 대변기 및 소변기

1실의 크기는 1.0m x 1.8m 이상으로 하고 1.6m x 2.0m가 적당하다. 출입구에서 가까운 곳에 설치하고 단차 등의 장애물이 없어야 한다. 대변기는 바닥부착형 또는 벽걸이형의 양변기로 변기의 높이는 40~45cm정도이고 수평손잡이는 65~70cm 높이로 좌우 70cm 간격으로 설치한다. 수직손잡이는 60cm에서 1.5m 높이에 설치하고 세정장치는 레버식, 누름버튼식, 광감지식으로 휠체어에 앉은 상태로 조작 가능한 위치에 설치한다. 바닥면은 젖어도 미끄럽지 아니하는 재료로 하여야 한다.

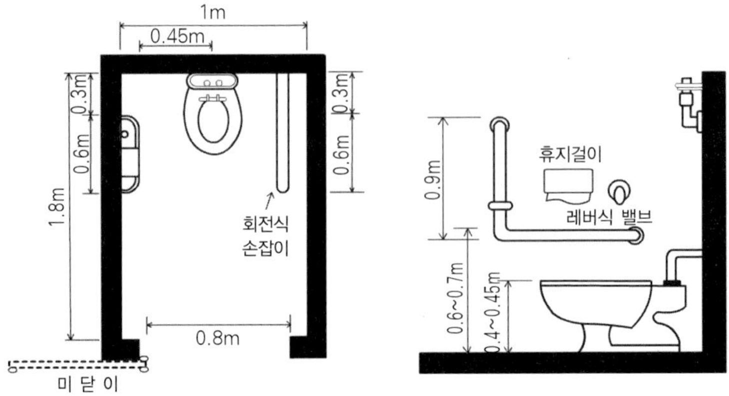

그림 13. 대변기

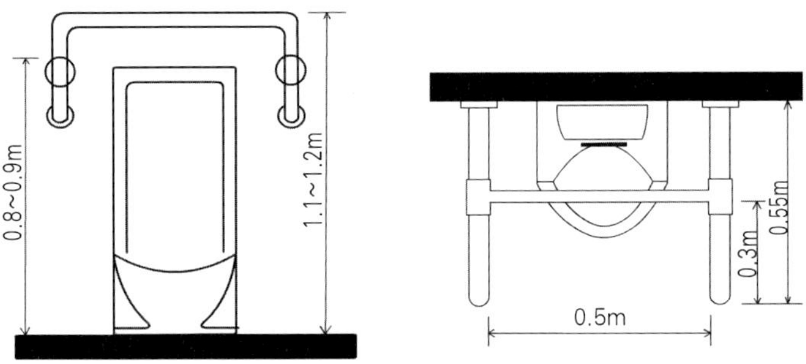

그림 14. 소변기

(3) 세면대 관련 보건복지가족부 규칙

① 휠체어 사용가능 - 휠체어 사용자용 세면기는 세면기 밑으로 무릎이 들어갈 수 있도록 벽에 부착할 수 있다. (일반사항)

② 높이 - 휠체어 사용자용 세면대의 하단 높이는 65cm 정도로 하고 세면대 하부에는 무릎이나 휠체어의 발판이 들어갈 수 있도록 할 수 있다.

③ 손잡이 클러치 사용자 등 지체장애인이 이용하기 쉽게 세면대의 좌우에 기댈 수 있는 손잡이를 설치 할 수 있다. 손잡이의 설치 높이는 세면대 상단보다 6cm 정도 높게 할 수 있다. 좌우 손잡이의 간격은 0.6cm 정도로 하고, 세면대의 전면에 있는 25cm에서 30cm의 길이를 돌출시켜 설치 할 수 있다.

④ 수도꼭지 - 세면기의 급수전 수도꼭지는 자동으로 작동하는 광감지식이나 쉽게 조작할 수 있는 밸브가 긴 레버식으로 할 수 있다. 냉온수의 구분은 점자로 표시할 수 있다.

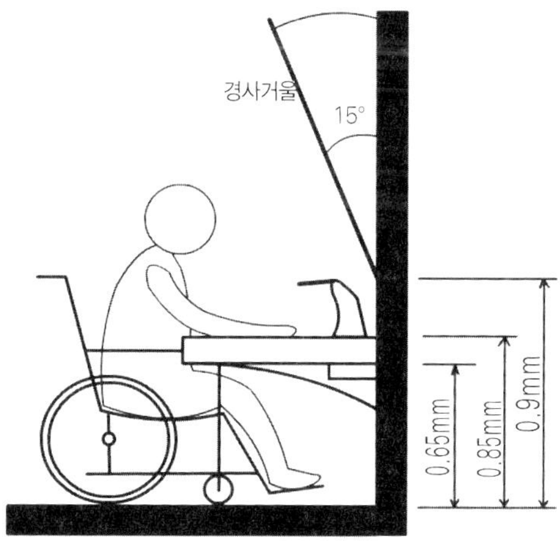

그림 15. 세면대

6.3. 경사로

다음은 서울시정개발연구원(1995)의 장애인 편의시설에 관한 기초조사의 내용을 정리한 것이다.

(1) 경사로 기울기 관련 보건복지가족부 규칙

① 경사로의 기울기는 12분의 1 이하로 하여야 한다.

② 높이 1m 이하인 경사로의 기울기는 8분의 1까지 완화할 수 있다.

(2) 경사로 유효 폭 관련 보건복지가족부 규칙

① 경사로의 최소 유효 폭은 1.2 m 이상으로 할 수 있다.

(3) 경사로 참 관련 보건복지가족부 규칙

① 경사로의 길이는 10m, 고저차가 75cm가 넘을 때마다 휴식을 위한 참을 두어야 한다.

② 참의 길이는 최고 15m 이상으로 하여야 한다.

③ 경사로의 시작과 끝, 꺾이는 부분, 참에는 1.5m x 1.5m 이상의 수평면을 두어 휠체어 방향전환, 회전 등이 용이하게 한다.

(4) 경사로 손잡이 관련 보건복지가족부 규칙

① 고저차가 15cm 이상이거나 경사로의 길이가 1.8m 이상일 때에는 양쪽에 연속하여 손잡이를 설치하여야 한다.

② 손잡이에는 직경 3.2cm 내지 3.8cm로, 경사로 바닥면에서 높이 80cm에서 85cm의 위치에 경사로 노면과 평행하게 설치하여야 한다.

③ 경사로의 시작 부분과 끝나는 부분에는 보행자에게 알리기 위하여 0.3m 이상의 수평손잡이를 설치 할 수 있다.

(5) 경사로 바닥재료 및 충격방지 관련 보건복지가족부 규칙

① 경사로의 바닥은 미끄러지지 아니하도록 평탄한 마감으로 하여야 한다.

② 경사로의 끝부분에는 휠체어의 바퀴가 경사로 밖으로 미끄러져 나가는 것을 방지하기 위하여 5cm 이상의 4단 또는 측벽을 설치할 수 있다.

③ 경사로에서 휠체어 사용자가 갑자기 휠체어의 제동을 할 수 없어 휠체어가 빠른 속도로 미끄러져 내려올 경우 휠체어 벽면과의 충돌에 따른 위험방지를 위해여 충격완화용 매트를 벽에 설치할 수 있다.

6.4. 계단

(1) 계단 유효폭 및 계단참 관련 보건복지가족부 규칙

① 유효폭 : 계단참의 유효폭은 1.2m 이상으로 하여야 한다. 다만 주택의 세대내 계단은 0.75m 이상, 건축물의 옥외계단은 0.9m 이상으로 할 수 있다.

② 계단참 : 참에는 기울기나 단차가 없어야 한다. 휴식을 위한 계단참을 바닥에서 1.8m 높이마다 둘 수 있다.

(2) 계단 손잡이에 관한 보건복지가족부의 규칙

① 구부러진 형태의 계단에서는 안쪽 손잡이를 연속적으로 설치하여야 한다.

② 경사면에 설치된 손잡이 끝부분에 0.3m 이상의 수평 손잡이를 설치하여야 한다.

③ 계단의 양측에 손잡이를 연속해서 설치할 수 있다.

④ 손잡이에 관한 세부사항은 복도의 손잡이에 관한 규정을 준용한다.

(3) 계단 바닥 마감재 및 표시 관련 보건복지가족부 규칙

① 바닥 마감재 : 계단코에는 미끄럼 방지재로 마감하여야 한다. 계단의 바닥면은 평탄하고 미끄럽지 아니한 마감 재료로 마감할 수 있다.

② 표시 : 손잡이 양 끝부분 및 연속하는 손잡이 굴절 부분에는 층수, 위치 등을 나타내는 점자표시판을 부착하여야 한다. 계단이 시작되는 부분과 끝나는 부분의 바닥에는 점형 블록의 바닥재를 설치하거나 마감재료를 변화시킬 수 있다.

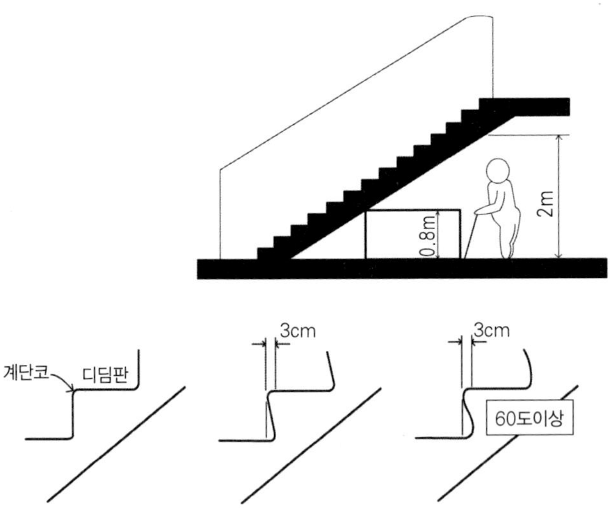

그림 16. 계단

6.5. 출입문

(1) 출입문 유효폭 및 단차 관련 보건복지가족부 규칙

① 출입문의 유효폭은 0.9m 이상으로 하고 문턱이나 단차를 두어서는 안 된다.

② 자동문이 아닌 경우 출입문 옆에는 문을 여는데 필요한 공간 확보를 위하여 유효폭보다 0.3m 이상의 여유공간을 확보할 수 있다.

③ 연속된 출입문 사이의 유효거리는 1.2m 이상으로 하여야 한다. 다만, 문의 개폐에 소요되는 공간은 유효거리에 포함되지 않는다.

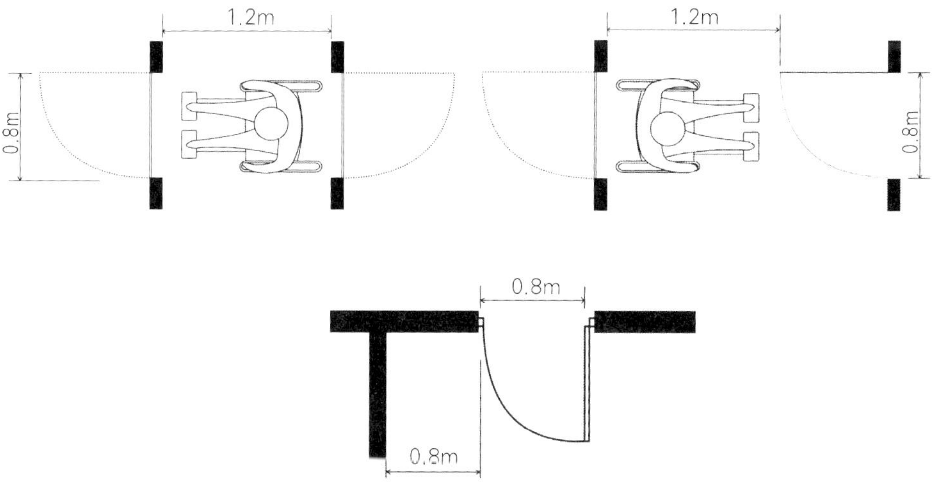

그림 17. 출입문

(2) 문의 손잡이 관련 보건복지가족부 규칙

① 문의 손잡이는 바닥면에서 80cm에서 85cm 사이의 높이에 설치하여야 한다.

② 손잡이는 레버형이나 수직 또는 수평의 막대형으로 설치 할 수 있다.

(3) 출입문 유도표시 보건복지가족부 규칙(일반사항)

① 건축물이 장애인용 출입구(문) 전면 0.3m에 시각장애인을 위한 점형 유도블록을 설치하여야 한다.

6.6. 승강기

(1) 장애인용 승강기 관련 보건복지가족부 규칙

① 크기 - 장애인용 승강기는 너비 1.5m 이상, 깊이 1.5m 이상으로 하고 입구의 너비는 0.9m 이상으로 하여야 한다. 승강기의 깊이는 가능한 깊게 할 수 있다.

② 설치물 - 호출버튼, 조작반, 비상벨, 인터폰 등 승강기의 안팎에 장치되는 모든 스위치는 휠체어 사용자의 손이 쉽게 닿도록 바닥으로부터 0.8m에서 1.2m 이내의 위치에 설치하여야 한다. 승강기 내부의 전용 조작반은 양 측면에 설치하며 가로형으로 하여야 한다. 내부에서 휠체어가 회전할 수 있을 정도의 바닥면적이 없는 경우에는 휠체어의 진입방향의 측면에 조작반을 설치하고 전면에는 출입문의 개폐여부를 확인할 수 있는 견고한 재질

의 거울을 부착하여야 한다. 승강기 내부에는 바닥으로부터 80cm 내지 85cm 위치에 수평손잡이를 연속하여 설치하여야 한다.

6.7. 접수대 및 작업대

(1) 접수대 및 작업대 관련 보건복지가족부 규칙

① 접수대, 작업대 등의 하부에는 휠체어의 무릎 및 발판이 들어갈 수 있도록 높이 65cm 이상, 깊이 45cm 이상의 공간을 확보할 수 있다.

② 접수대 및 작업대 접수대, 작업대의 상단까지의 높이는 0.7m에서 0.9m 이내로 할 수 있다.

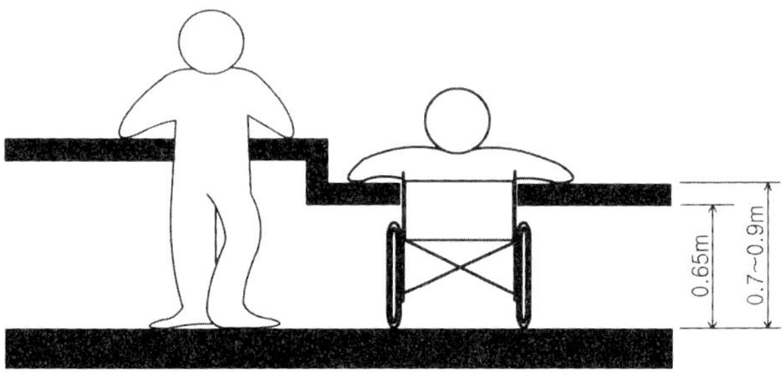

그림 18. 접수대

6.8. 복도

① 복도는 장애인 등의 통행이 가능하도록 유효폭, 바닥의 재질 및 마감과 부착물 등을 고려하여 설치하여야 한다.

② 교통시설의 주 출입구로부터 대합실 및 승강장에 이르는 통로는 유효폭, 바닥의 재질 및 마감과 부착물 등을 고려하여 설치하여야 한다.

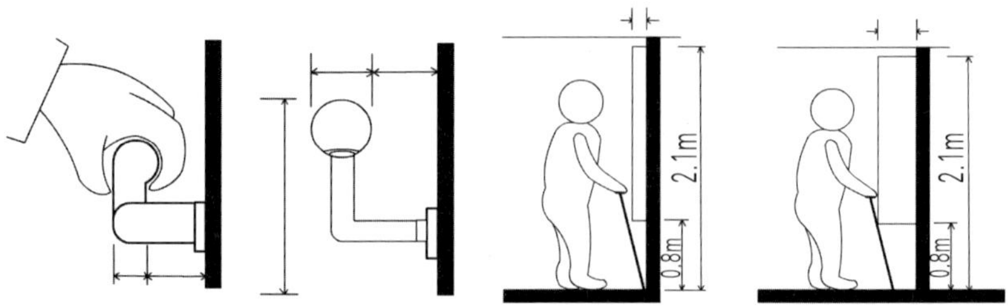

그림 19. 복도

6.9. 주출입구 접근로

① 대상시설 외부에서 건축물의 주 출입구에 이르는 접근로는 장애인 등이 안전하고 편리하게 통행할 수 있도록 유효폭, 기울기와 바닥의 재질 및 마감 등을 고려하여 설치하여야 한다.

② 접근로를 주출입구에 연결하여 시공하는 것이 구조적으로 곤란하거나 주 출입구보다 부출입구가 장애인 등의 이용에 편리하고 안전한 경우에는 주출입구 대신 부출입구에 연결하여 접근로를 설치 할 수 있다.

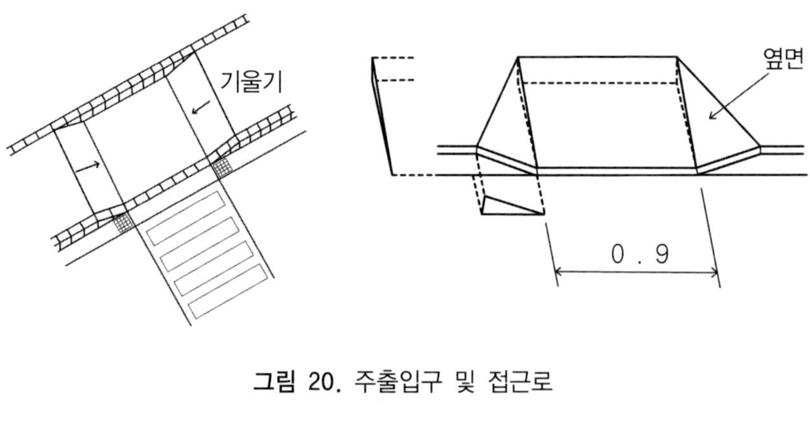

그림 20. 주출입구 및 접근로

6.10. 장애인용 주차구역

① 부설주차장에는 장애인용 주차구역을 주차장 법령이 정하는 설치비율에 따라 장애인의 이용이 편리한 위치에 구분, 설치하여야 한다. 다만, 부설주차장의 주차대수가 10대 미만인 경우를 제외하며, 선정된 장애인전용 주차구역의 주차대수 중 소수점 이하의 끝수는 이를 1대로 본다.

② 자동차관련 시설 중 특별시장, 광역시장, 군수 또는 구청장이 설치하는 노외주차장에는 장애인전용 주차구역을 주차장 법령이 정하는 설치기준에 따라 장애인의 이용이 편리한 위치에 구분, 설치하여야 한다.

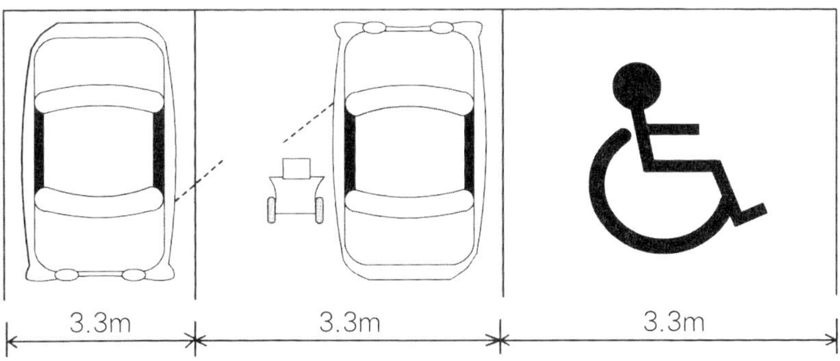

그림 21. 장애인전용 주차장

6.11. 출입구

① 건축물의 주출입구와 건축물 안의 공중의 이용을 목적으로 하

는 사무실 등의 출입구(문)중 적어도 하나는 장애인 등의 출입이 가능하도록 유효폭, 형태 및 부착물 등을 고려하여 설치하여야 한다.

② 교통시설의 승강장에 이르는 개찰수중 적어도 하나는 장애인 등의 출입이 가능하도록 너비 등을 고려하여 편리한 구조로 설치하여야 한다.

③ 건출물의 주출입구와 통로에 높이 차이가 있는 경우에는 턱 낮추기를 하거나 휠체어 리프트 또는 경사로를 설치하여야 한다.

④ 주 출입구의 높이차를 없애는 것이 구조적으로 곤란하거나 주 출입구보다 부출입구가 장애인 등의 이용에 편리하고 안전한 경우에는 주 출입구 대신 부출입구의 높이차를 없앨 수 있다.

7. 장애인 치과 계획 시 고려사항

7.1. 접근 환경 개선

먼저 휠체어 사용자를 위해서 고려해야 할 사항은 휠체어의 크기를 참고할 때 통로 폭은 최소한 120cm 이상 확보하는 것이 바람직하다. 85cm 는 휠체어 사용자가 필요로 하는 최소한의 폭이고, 120cm 정도는 보행자가 옆으로 비켜섰을 때 휠체어 사용자가 지나갈 수 있는 공간이다. 또 150cm 정도는 휠체어 사용자와 보행자가 비켜 지나갈 수 있고, 휠체어가 180도 회전 할 수 있는 폭이다.

단차(턱)는 2cm 이내로 한정한다. 그 이상은 휠체어 통행이 곤란하기 때문에 이러한 경우에는 경사로를 만든다. 휠체어 사용자가 손으로 접근할 수 있는 범위는 위쪽으로는 앉은 자리에서 150cm 정도이고 측면에서는 휠체어의 70cm 정도이다. 또 발끝 이상의 전방으로는 손이 닿지 않는다.

지팡이 사용자를 위해 필요한 공간 설계는 통로 폭을 120cm 이상 확보하는 것이 바람직한데 이는 목발 사용자가 편하게 통과할 수 있는 폭이다. 또 지팡이 사용자는 몸을 웅크리는 것이 곤란하기 때문에 낮은 곳은 손이 닿지 않는다는 것을 고려한다(대한 소아치과 학회, 2007).

7.2. 장애인에게 필요한 치과 진료실

정태종(2002)은 평면 유형을 대기 공간, 진료 공간, 관리공간의 위치와 연결 수법에 따라 분리형과 결합형으로 구분하였다. 또한 진료 공간의 형태는 단위 진료 공간의 상호간 연결 형태에 따라 개방형(open type), 반 개방형(semi-open type), 구분형(section type) 등으로 나눌 수 있다. 이와 같은 공간 구분 유형에 따라 각각 장애인을 위한 디자인을 살펴보면 다음과 같다.

(1) 주차장과 진료실까지의 통로

휠체어 사용자에게 주차공간과 승강을 위해 120cm 이상의 공간이 필요하다. 현관까지의 통로도 120cm 이상의 폭을 확보하고 시각장애인을 현관까지 유도할 수 있는 유도블록을 만든다. 도로와 현관입구 사이에 단차가 있으면 경사길(1/12 이하의 경사)과 손잡이를 만든다. 미미한 단차일 경우 단차해소경사, 문지방 웻지 등의 시제품과 목재 쐐기를 이용하는 법도 있다.

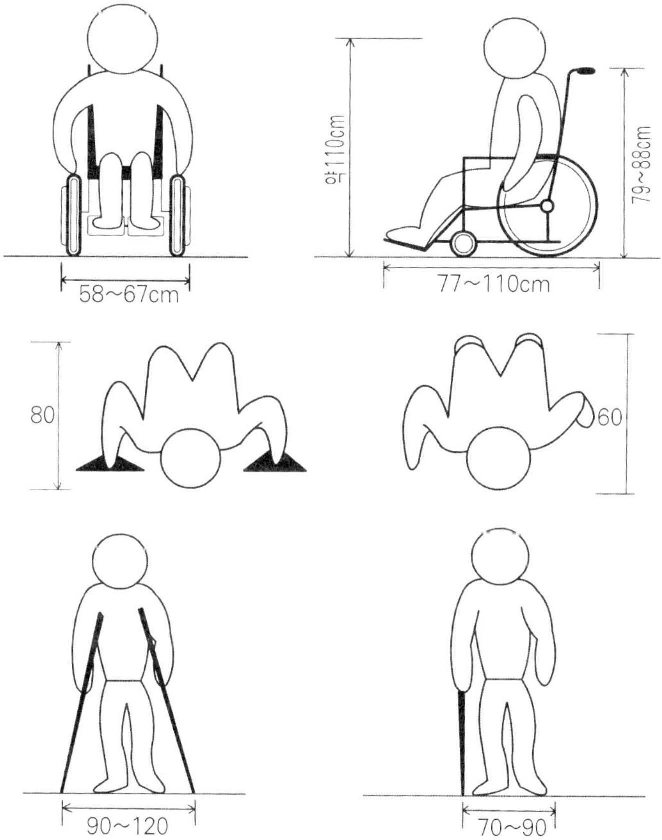

그림 22. 표준형 휠체어와 지팡이 사용자에게 필요한 폭.

(장애인 치과진료 가이드북, 재단법인 스마일, 2005.)

(2) 현관

현관입구는 미닫이문이 좋고, 자동문이 가장 이상적이다. 현관입구의 넓이는 90cm 이상 필요하고 단차는 2cm 이하로 한다. 현관 매트의 높이도 휠체어 통행과 지팡이 보행에 장애가 될 수 있기 때문에 가능한 한 단차는 없앤다.

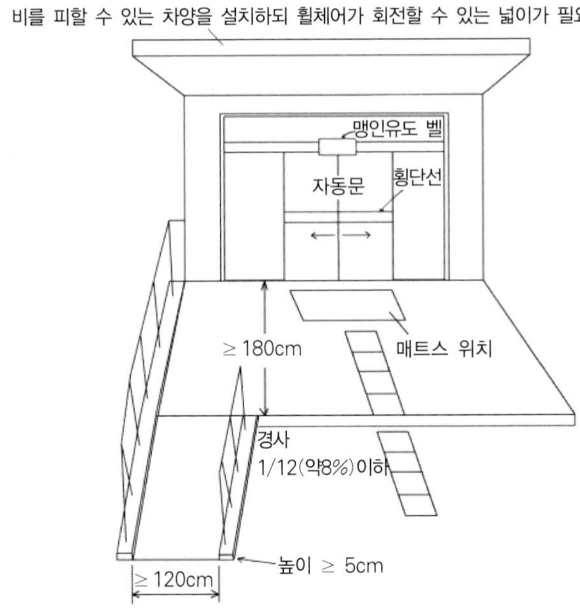

그림 23. 현관 주위 경사길과 손잡이.

(이치지로 모리사키, 김영진 역, 장애인 치과 가이드북, 지성출판사, 2001.)

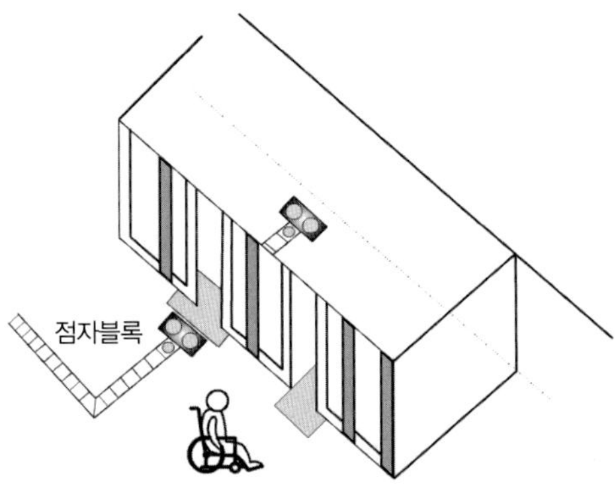

그림 24. 현관 주위 투시도.

(대한 소아치과 학회, 소아 · 청소년 치과학, 신흥인터내셔날, 2007.)

(3) 대기실과 접수실

대기공간에는 전반적인 장애인을 위한 장애인 편의시설이 갖추어져야 하고 진료 안내 데스크의 높이도 휠체어 사용자의 눈높이에 맞도록 앞서 설명한 대로 디자인 되어야 할 것이다. 또한 시각 장애인을 위한 점자 유도 블록과 점자 안내가 있어야 한다. 상담실에는 휠체어 사용자를 위해 책상 밑으로 무릎이 들어갈 수 있는 모양의 책상을 두고 여러 가지 시청각 자료를 활용하여 상담에 임할 수 있도록 한다. 상담실의 크기는 휠체어가 회전할 수 있도록 앞서 언급한 수치만큼 넓어야 할 것이다.

① 대기실 : 단차가 없는 공간으로 건강한 사람과 장애인 모두 편히 쉴 수 있는 공간으로 한다. 앉기가 곤란한 환자용으로는 양탄자를 깔고 바닥을 난방을 하는 것이 바람직하다. 일반 보행환자의 동선을 막는 것이 없도록 하고 휠체어에 앉은 채로 기다릴 수 있는 공간을 확보해야 한다.

또한 안내견을 위한 공간이 대기 공간 내에 확보되어야 한다. 안내견은 밖을 돌아다닌다 하더라도 수시로 건강 체크와 엄선된 사료만을 먹기 때문에 세균에 감염될 일이 적고, 시각장애인과 항상 같이 하여야 하기 때문에 청결상태도 양호한 편이다.

장애인 복지법 제 36조(장애인보조견의 훈련보급지원 등)에는 누구든지 보조견 표지를 부착한 장애인보조견을 동반한 장애인이 대중교통수단에 탑승하거나 공공장소 및 숙박시설, 식품접객업소 등 여러 사람이 다니거나 모이는 곳에 출입하고자 하는 때에는 정당한 사유가 없는 한 이를 거부하여서는 안 된다고 명시되어 있다.

안내견은 시각장애인의 길잡이 역할을 한다. 따라서 어디든지 주인인 시각장애인과 함께 갈 수 있다. 장애인복지법에 의해 보건복지가족부에서 발급한 장애인보조견 표지를 부착한 안내견과 훈련을 받고 있는 안내견 강아지는 모든 공공시설과 대중교통을 이용할 수 있으며 이는 치과 병원에서도 적용되어야 한다.

따라서 특정 지역에서의 안내견에 대한 공간 마련은 중요하다. 특히 밀폐된 공간이나 식당, 병원 등에서는 안내견과 함께 다니기 어려운 점이 있다. 특별히 안내견이 출입하지 못하는 중환자실이나 치료실 등의 경우에는 안내견을 대신할 보호자를 미리 지정하고 안내견은 안전한 장소에서 기다리게 해야 한다.

장애인 보조견의 종류에는 시각장애인 도우미견 (Guide dog), 청각장애인도우미견 (Hearing dog), 지체장애인도우미견 (Service dogs), 치료도우미견, 노인도우미견 등이 있다 (한국 장애인 도우미견 협회 www.helpdog.org).

일반적으로 장애인 보조견은 사용자의 바로 옆에서 대기하는 것이 가장 바람직하다. 그러나 사용자의 희망이 있는 경우나, 병원, 미용실 등에서는 잠시 떨어져 대기해야 하는 경우도 있다. 그럴 경우에는 다음 사항을 고려하여 장애인 보조견이 적당한 곳에서 편히 대기할 수 있도록 해야 한다.

안내견의 적절한 대기 장소의 요건은 다음과 같다(마이독 mydog.samsung.com).

- 실내 또는 계절에 관계없이 적정 실온과 습도를 유지할 수 있는 장소로 사람도 쾌적하게 지낼 수 있을 만한 장소.
- 불특정 다수의 사람이 견을 만지지 않는 곳.
- 견을 줄에 묶어 둘 수 있어야 하며, 그렇지 않은 경우 크레이트나 육면 서클이 있어야 한다.
- 콘크리트 바닥 등 계절에 따라 매우 차가울 수 있는 경우에는 모포나 쿠션 등 깔개를 준비해 둔다.

  예) 사무실 책상 옆, 접수 카운터 밑, 직원실, 이용하지 않는 빈방 등.
- 대기하고 있는 장애인 보조견은 그대로 놔두며 음식물을 주거나 만지지 말고 장애인 보조견에 대한 에티켓을 지켜준다.

② 접수실 : 접수대는 3가지 형식이 있다. 오픈 형식은 개방적으로 환자에게 친근감을 줄 수 있다. 세미 오픈 형식은 창을 유리로 하고 어느 정도 개방감은 있다. 클로즈 형식은 작은 창 너머로 환자와 접하므로 개방감은 없다.

(4) 세안실 및 화장실

세안실과 화장실은 간단한 고안으로도 장애인이 편하게 사용 할 수 있다. 문은 안에서 밖으로 밀어서 여는 문이나 미닫이문으로, 손잡이는 레버형식이 좋다. 둥근 손잡이 형식은 사용하기 어렵다. 열쇠는 밖에서도 열 수 있도록 한다. L형 손잡이를 달면 보행 곤란자도 사용하기 쉽다.

(5) 진료실

진료실 입구는 오픈 형식과 문이 있는 형식이 있는데 장애인에게 오픈 형식 쪽이 출입하기 쉽다. 치과 진료실 설계를 위한 컨셉은 다음과 같다.

① 접근성과 안전 : 기자재와 코드 등을 최소한으로 한다. 위험한 기기와 약제나 버너를 점화된 상태로 방치하거나 필요 이상의 물건을 배치하지 않도록 한다. 캐비넷과 같은 모서리가 각진 물건들은 둥글게 처리하는 등 안전에 주의를 한다.

② 밝은 분위기 : 공포감이 적은 밝은 분위기를 조성한다. 우는 소리가 들리지 않고 음악이 흐르는 즐거운 분위기의 진료실이 되도록 주의를 기울인다.

③ 치과 진료대 : 휠체어와 stretcher 휠체어가 지날 수 있는 폭(휠체어는 최저 85cm, stretcher 휠체어는 55~70cm)을 고려하여 진료대를 배치한다. 또 심전도와 같은 모니터 장비도 사용할 수 있도록 진료대 주위의 공간을 확보해 둔다.

④ 장애인 전용 진료대가 모든 환자에게 필요한 것은 아니다. 장애인 치과치료는 신체억제를 하면서까지 할 필요는 없다. 일반 진료대를 그대로 사용하거나 조금 더 고안을 하면 대부분의 장애인 진료를 할 수 있다. 진료대 옆에 보호자와 보조자 의자를 준비해 이들이 환자 곁에 있게 해주는 것은 환자와 보호자

뿐만 아니라 의료 스텝도 안심시킬 수 있다. 치료 중에도 환자와 대화를 나눌 수 있어 밝은 분위기로 진료가 가능하다.

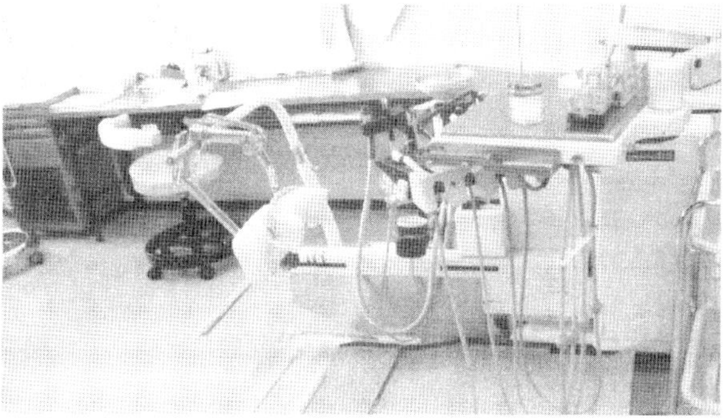

그림 25. 휠체어용 유니트 - 동경 도립 심신 장애자 구강보건센터

진료공간은 분리형과 결합형의 경우 마찬가지로 복도 공간의 폭이 중요하다. 복도의 폭은 휠체어 사용자들이 지나갈 때 불편하지 않을 정도이어야 한다.

구분형인 경우에는 프라이버시를 가장 유지할 수 있는 공간으로, 진료실 내의 유닛트 체어의 배치는 휠체어가 회전 할 수 있는 충분한 면적이 있어야 하고 휠체어에서 유닛트 체어로 이동시 불편함이 없는 충분한 공간이 있어야 한다. 또한 보호자를 대동하는 경우가 많으므로 보호자가 앉아있을 수 있는 의자와 가방이 나 소품을 얹어 놓을 수 있는 작은 테이블이나 선반, 그리고 옷걸이가 필요하다.

반개방형의 경우 휠체어 사용자의 눈높이는 일반인의 눈높이 보다 낮으므로 칸막이가 너무 높아 시야를 가리는 일이 없도록 칸막이의 높이를 낮추거나 투명한 재질로 디자인 한다. 칸막이는 공간 구분의 개념이므로 바닥부터 천장까지 연결할 필요는 없으며 열린 공간으로도 충분히 영역성을 구분할 수 있으므로 색상이나 다른 방법으로 영역성을 구분해 볼 수도 있을 것이다.

개방형의 경우에는 휠체어 사용자에게 편한 경우가 많으므로 장애인을 위한 공간배치로 적당하나 프라이버시가 노출되는 단점이 있다. 유닛트 체어를 너무 가까이 붙이지 말고 휠체어가 지나가기 충분한 공간을 확보하여 배치하고 위에서 언급했듯이 영역성을 확보하기 위해 바닥이나 벽에 색상을 이용한 구분을 줄 수도 있다.

또한 장애인을 위한 특화된 치료 방법으로 전신마취와 수면치료실, 방사선실, 행동치료, 언어치료를 할 수 있는 공간도 마련되면 좋을 것이다.

치과로의 이동이 불편한 장애인을 위해서 셔틀버스가 운영될 수도 있을 것이며 서울시장애인치과병원(www.sdh.go.kr)에서처럼 장애인을 찾아가서 진료하는 진료 이동 차량도 기회가 되면 운영할 수도 있을 것이다.

(6) 구강위생교육 설비 (Brushing corner)

교육실에는 유닛트 체어가 있는 경우가 있는데 이 때는 휠체어를 탄 장애인이 체어를 옮겨 갈 수 있도록 체어 옆에 충분한 공간이 있어야 하며 간단한 소지품을 놓아 둘 수 있는 작은 테이블과 옷걸이가 있으면 좋을 것이다.

휠체어와 지팡이 사용자도 사용하기 쉽도록 설계한다. 세면대의 앞면은 물론 양쪽에 손잡이를 설치한다. 손잡이 높이는 세면기 높이와 같게 한다. 수도꼭지는 조작하기 쉽도록 레버식 또는 자동식을 부착한다. 세면기 하단은 침상 위 65cm, 상단은 75~80cm 정도로 한다. 거울은 낮은 위치(침상에서 90cm 정도)에 부착한다. 이러한 위치에 부착하기 곤란할 때는 거울을 15° 경사지게 부착한다.

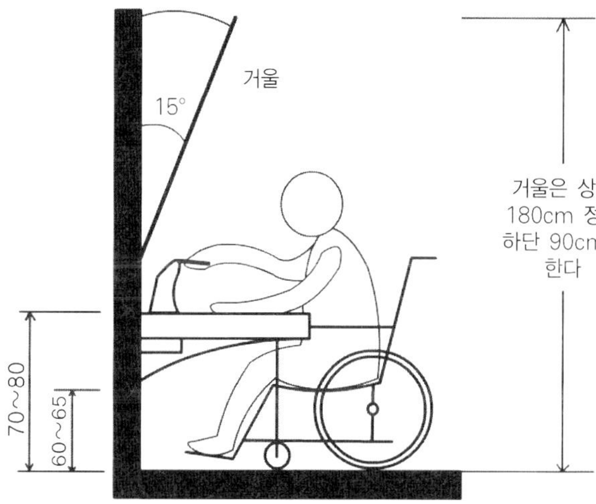

그림 26. Brushing corner

제 3 장

치과 공간의 심리적 환경

1. 환경심리행태론의 개념

환경심리학은 개인과 그들을 둘러싼 물리적-사회물리적 환경간의 상호작용에 대해 연구하는 학문이다. 이러한 환경 심리학은 그것이 다루는 보다 포괄적인 특성을 반영해주기 위해 환경심리·행태학으로 불리다가 최근에는 환경행태학으로 정착하고 있다. 환경심리행태학은 인간행동과 물리적 환경간의 관계에 관심을 둔 학문이며, 이해를 목적으로 하는 기초학문적 성격과 실제적 적용을 목적으로 하는 응용과학적 성격을 동시에 지닌 학문이다. 즉, 인간환경의 디자인 과정을 활용하고 개신하는 것을 목적으로 하는 연구(research)와 실제(practice)가 모두 포함된 분야라고 할 수 있다(이연숙, 1998).

1.1. 환경행태 이론

머사(Murtha, 1976)는 디자인된 환경이 성공적이기 위해서는 여러 측면에서 사용자에게 적절한 지원성을 제공해 주어야 한다고 보고, 환경이 갖추어야 하는 지원성 체제를 사용자가 환경으로부터 얻는 긍정적인 이득의 개념을 바탕으로 체계적으로 정리하였다. 이러한 사용자 이득을 논하는 것은 곧 그 환경 디자인 지침 영역 뿐 만 아니라 동시에 평가의 영역이 되는 것이다. 그리하여 그는 이것을 사용자 이득 기준(User Benefit Criteria)이라 칭하였다. 이 이론은 이후 이연숙의 연구를 통해 발전하여 머사 앤 이(Murtha and Lee) 이론으로 명명되었다.

이 이론은 사용자의 복지를 높여주기 위한 환경의 역할에 초점을 맞추어 사용자가 환경으로부터 얻을 수 있는 사용자 이득의 영역 범주를 다음과 같은 4개의 범주 즉, 행동의 용이성(Behavioral Facilitation), 생리적 유지(Physiological Maintenance), 지각적 유지(Perceptual Maintenance), 사회적 용이성(Social Facilitation)으로 나누었다.

1.2. 환경과 사회적 행태

(1) 개인 공간

개인공간은 방어의 기능과 정보교환의 기능, 두 가지 측면에서 설명할 수 있다. 첫째, 방어의 기능은 잠재적인 정신적, 물리적인 외부의 위협들(지나치게 많은 자극, 스트레스를 유발하는 과다 각성, 지나친 친밀감, 다른 사람들의 신체적 공격 등)에 대한 완충지대로서 작용한다. 둘째, 정보교환 기능이 있어서 우리가 다른 사람과 유지하는 거리에 따라 대인과의 상호작용 시 어떤 정보교환 수단(시각, 후각, 청각, 촉각, 언어입력)을 사용할 것인지가 결정된다.

개인 공간의 유형은 4 범주로 구분될 수 있다.

① 친밀한 거리 - 1.5피트 (0~46cm)

② 개인적 거리 - 1.5피트~4피트 (30cm~1.2m)

③ 사회적 거리 - 4피트~12피트 (1.2m~3.6m)

④ 공적 거리 - 12피트~25피트 (3.6m~7.5m)

(2) 영역성

개인 공간은 눈에 보이지 않으나 몸을 둘러싸고 있는 것으로, 사람의 움직임에 따라 이동하며 개인들이 얼마나 가까이서 상호 작용할 것인가를 정하게 된다. 이에 비해 영역성은 소유, 점유, 사용, 구분, 개인화, 상징화 등의 개념으로 피셔(Fisher et al., 1984)는 영역은 주로 집을 구심점으로 고정된, 볼 수 있는 일정한 지역 또는 공간이며, 사람뿐만 아니라 동물에게서도 흔히 볼 수 있는 행태라고 하였다.

따라서 이러한 시설에서 각 개인에게 할당된 공간의 경계가 명확히 구분되도록 디자인하고 배열해야 한다. 예를 들어 소변기 사이의 분리대를 설치하거나 버스좌석을 개별적으로 만들거나 카운터의 표면에 표식물을 새겨서 공간의 경계를 명확하게 해 줄 수 있다. 결과적으로 영역 마찰을 최소한으로 줄이면서 영역에 대한 소유감을 조장해야 한다.

(3) 과밀

스토콜스(Stokols, 1976)는 인간을 대상으로 생각할 때 밀도(density)와 과밀(crowding)을 구별해야 하며, 밀도는 다시 공간적 밀도(spacial density)와 사회적 밀도(social density)로 구별된다고 하였다. 공간적 밀도는 단위 공간 당 사람의 수를 객관적으로 측정하는 것으로 일정 면적에 얼마나 많은 사람이 모여 있는가 하는 것이다. 한편 사회적 밀도는 인간 상호관계 접촉의 빈도로 정의한다. 과밀은 주어진 밀도 상에서 느끼는 개인의 의지에 의존하는 주관적인 용어이다. 예를 들어 우리나라 아파트는 공간적 밀도는 매우 높으나 사회적 밀도는 매우 낮다.

(4) 프라이버시

프라이버시는 개인적 공간, 영역성, 밀집과 함께 인간행태와 물리적 환경과의 상호관계를 연구하는 학문인 환경심리 행태학의 주요 개념이다. 그 정의에 대해 과거에는 격리, 은폐, 상호접촉의 회피 등 배타적인 성격을 강조하였다. 한편, 근래에 들어서 격리에 대한 강조보다는 다른 사람에 대한 자아접근성과 관련하여 선택의 자유, 자아개폐의 조절 등을 강조하고 있다. 이러한 정의들은 프라이버시 개념을 확대시켜 상호작용 기제를 유지시켜주는 중요 역할을 해내는 것으로 발전시키고 있다.

1.3. 병원 공간과 인간행태와의 관계

물리적인 세팅인 디자인은 환자와 환자를 돌보는 사람들에게 영향을 미치며, 잘 계획된 공간은 기능과 동선을 용이하게 하며 병원의 긍정적인 메세지를 전달한다. 병원 디자인은 만족도를 포함하여 상호작용의 방식, 프라이버시, 안전 등과 같은 환자들의 행태적 특성에 직접적인 영향을 준다. 치료라는 궁극적인 효과를 거두기 위해 디자인은 효율적인 치료의 전 과정을 지원하는 방법이 될 수 있다. 기존의 많은 연구와 디자인은 병원 내의 사용자 구성에 비해 적절하지 않게 너무 스텝들의 요구와 견해를 중시해 온 경향이 있다. 그러나 환자와 방문

객에 대해 고려하는 것은 병원디자인 적용에 흥미로운 방법을 제시하며 최근 진료형태의 트렌드이다.

환자의 요구에 기초를 둔 디자인상의 문제는 환자들의 질병 상태, 연령, 성별 등이 다양함에도 불구하고 그들을 동일 집단으로 규정한다는 것이다. 특정 환자의 요구에 맞추기 위해 많은 부분을 수정하는 것은 너무 뒤늦은 것이며, 또한 모든 환자가 같은 요구를 가진다고 규정하는 것도 매우 위험스러운 일이다. 즉, 집단 안에 차이가 존재하므로 디자인을 할 때에는 구체적으로 융통성이 필요하다.

즐거움을 주는 환경은 스트레스를 줄이며 긍정적 반응을 유도하는 한편 치료라는 목적에 부합되는 디자인은 환자들의 질병과 장애에 영향을 줄 수 있는 기능을 고려한 것이다. 치료적인 환경은 물리적인 디자인과 사회적인 환경이 치료의 목적과 행동을 향상시킬 수 있도록 하는 것에 중점을 둔 것이다. 좋은 디자인은 치료에 부합되는 디자인에 즐거움을 주는 디자인 측면이 더해진 포괄적인 것이다. 이것은 이미 치료과정을 겪고 있는 사람들에게 스트레스를 주지 않으면서 환자들의 바람직한 변화에 필요한 행동을 지원할 수 있어야 하며, 또한 병원 시설이 환자들의 복지와 편안함을 배려하고 있다는 것을 환자와 그 가족들에게 전해 줄 수 있는 상징적인 기능도 해야 한다는 것을 의미한다(이연숙, 1998).

병원 환경과 행태간의 관계에 관한 연구 결과들을 살펴보면, 세 가지 유형의 병동에서 진료보조의 효율성과 스텝들의 만족도를 조사한 연구 결과(Trites et al., 1970), 방사형의 병동 디자인이 편복도와 중복도 형태의 경우에 비해 더 바람직한 것으로 나타났다. 불필요한 이동이 줄어들어 자유로운 시간이 증가함에 따라 환자와 보내는 시간이 길어졌으며 간호인력들도 원형의 병동 배치를 선호하는 것으로 나타났다.

디자인이 환자들 간의 사회적 상호작용에 영향을 미치는 정도에 관한 연구결과에 따르면, 가구배치의 유형(친사회적, 반사회적)이 환자들 간의 상호작용을 더 용이하게 만들 수 있다. 한 병실 내에 환자수를 줄이는 것도 사회적 상호작용을 증진시키며 위축을 막는다.

창의 효과에 대한 연구에서는 창이 없는 병실에서 수술 후 집중적인 치료를 요하는 환자의 심리적 차원과 신체적인 차원에서 부정적인 결과가 나타났다. 또한 오랜 기간의 병원 기록을 분석한 한 연구에서는 자연적인 풍경이 보이는 창과, 벽돌 벽을 마주 대하는 창이 있는 각 병실의 수술환자를 비교해 보았을 때 좀 더 나은 풍경에 접한 환자가 그렇지 못한 환자에 비해 수술 후 회복 기간도 짧고 진통제의 사용도 적은 것으로 나타났다(Ulrich, 1984). 이와 유사한 연구로 병실 내에서 소음을 조절할 수 없어서 시끄러움에 시달린 환자는 더 많은 통증을 경험하고 더 많은 양의 진통제를 사용한 것으로 나타났다(Minckley, 1968).

1.4. 환자의 치과 접근성 (Dental accessibility)

접근성이라 함은 이용과 이동이 쉬운 것을 말한다. 환경 여건을 개선하여 장벽을 없애주면 장애인의 이동면에서 불편을 해소할 수 있다. 치과 치료의 환경을 접근성의 과정에서 개선시키는 것은 장애인 치과에 있어 우선적으로 필요한 사항이다. 장애의 종류와 정도에 따라 장벽으로 작용하는 것은 다르다. 모든 장애인에 대해 장벽이 없는 환경을 만들어 주는 것이 간단한 것은 아니나 한정된 조건에서 가능한 한 장애인이 안전하고 쉽게 이용할 수 있도록 만들어 주는 것이 중요하다. 또한 눈에 보이지 않는 의식의 장벽, 즉 진료 스텝의 마음속에 있는 장애인에 대한 편견을 없애는 것도 중요하다. 장애인에게 있어 쾌적한 진료실은 건강한 사람에게도 쾌적한 환경이며 장애인만을 위한 특별한 진료실이 아니라 모든 환자에게 좋은 환경이 되도록 해야 한다(Universal Design).

2. 치유환경(Healing Environment)의 개념

치과 공간은 환자의 구강 내 병소를 치료하는 공간이다. 즉 치료 행위가 이루어지는 공간이다. 흔히 치료와 치유의 개념을 혼동하는 사람들이 많다. 치료는 의학을 통하여 질병을 고치는 의미이며 치유는 그 외 환경적, 심리적, 사회적, 문화적인 것들을 통해 질병의 치료 뿐만이 아니라 예방과 건강 증진까지 의미가 확대된 것이다.

치유 환경의 개념은 단지 환자를 치유하는 물리적 환경의 의미를 넘어서서 환경을 치료적인 도구의 하나로 여기는 것으로 기원전 6세기 그리스에 신체 및 정신 질환자들을 신전에 수용하던 것에서부터 시작되었다. 환자가 겪는 여러 가지 스트레스를 주변 환경을 통하여 줄여주고 나아가 질병의 치유에 효과적인 환경을 조성하고 건강상태가 호전되게 도와주는 환경을 치유환경이라고 한다.

미국 텍사스 에이엔엠(Texas A&M) 건축대학의 로저 울리히(Roser S. Ulrich) 교수는 치유환경을 다음과 같이 설명하고 있다. "치유환경의 최대 장애물은 스트레스이다. 치유환경은 환자의 스트레스를 감소시켜 약품과 의학 기술의 치유 효과를 높이며, 회복과정을 촉진하게 하지만, 비 치유적 환경은 스트레스에 원인이 되어 질병의 부담을 가중시킴으로써 치유과정에 반하는 작용을 하게 된다. 따라서 의료시설의 건축과 리모델링 디자인에서 효율성, 시장성, 경제성 등 건축계획의 제반 조건이상으로 정신적 치유환경의 구축에 높은 우선 순위를 주어야 한다."고 하였다(Roger S. Ulrich, 1990).

이렇듯 스트레스는 치유환경에 있어서 가장 큰 장애물이며 치유

환경은 환자들이 느끼는 이러한 스트레스를 해소하는 것에서부터 시작되어야 한다. 치과에 있어서의 스트레스의 의미는 크다. 일반적으로 사람들이 치과에 가기 싫어하는 이유 중의 하나가 공포와 불안 때문이라고 한다. 또한 이러한 스트레스 외에도 상대적으로 물리적 환경에 대한 스트레스도 많다. 헤메임, 복잡함, 기다림 등의 치과 환경적 요인과 질병에 대한 걱정, 불친절과 의료인의 불신도 외래환자가 느끼는 불안요소이다. 스트레스에 대해서는 다시 한 번 자세히 다루게 될 것이다.

공간 환경은 인간과 사물을 연결하는 상호작용의 매개체로서의 역할을 할 뿐만 아니라 상호 영향을 주고받을 수 있다. 흔히 인간은 환경의 영향을 받는다고 말하지만 기억해야 할 것을 그런 환경을 제공하고 디자인 할 수 있는 이도 결국 인간이다.

치과 공간을 디자인 할 때 병의 치유를 촉진하는 치유 환경적인 잠재력을 간과해서는 안 되며 그 특성적 요소를 잘 적용하고 조화시켜 인간중심적인 환경으로서 치유환경의 질을 높여야 한다.

2.1. 치유환경적 디자인 요소

Marth는 치유환경 디자인 요소를 주어진 환경에 대한 조절성의 문제인 인간적 요소, 스트레스를 줄여주는 물리적 환경요소인 공간적 요소, 사회성과 정보교환과 같은 상호작용의 행위적 요소의 3가지로 구분하였다(Marth M. Tyson, 1998).

Jain Malkin은 치유환경요소로서 소음, 환기, 온도, 프라이버시 및 커뮤니케이션, 자연경관, 색상, 질감, 가족들의 방문을 들었으며 각각의 요소에 대한 조절의 문제가 치유환경에 큰 영향을 미침을 제시하였다(Jain Malkin, 1992).

Ulrich는 치유환경에 영향을 미치는 디자인 요소를 종합한 사람인데 환경의 조절문제와 능정적인 물리환경 요소를 포함해 사회적 자원의 중요성을 강조하였다(Roger S. Ulrich, 1990).

치과공간에 필요한 디자인 요소들을 종합해서 정리해 보면 다음과 같다.

- 소음 : 소음은 모든 부류의 환자에게 큰 스트레스원이 될 수 있다. 치과에서 흔히 들을 수 있는 소음은 핸드피스 돌아가는 소리에 의한 소음이다. 이를 조금이나마 줄이기 위해서는 실내환경 계획 시 소음을 줄일 수 있는 흡음성 재료로 음향처리시설을 갖추고 있으면 좋다. 또한 치유환경의 일환으로 음악 치료 이론을 도입하여 잔잔한 음악이 치과에서 흘러나오게 할 수도 있다.
- 냄새 : 예전에 치과에서 흔히 사용했던 Eugenol 계열의 약품은 아이들이 '치과냄새'라고 말하는 대표적인 냄새이다. 또한 임시치아를 만드는 Resin 계열의 재료나 고무인상재의 냄새는 불쾌함을 유발하기도 한다. 후각은 기억에 가장 많이 잠재되어 있는 감각으로 어린 시절의 향수를 가장 잘 떠올리는 도구이기도하다. 이처럼 치과에서의 냄새는 통증과 공포와 함께 각인되어 부정적인 기억을 유발시킬 수가 있다. 최근에는 냄새가

많이 없어졌지만 재료의 사용에 있어서 각별히 주위하고 사용한 후에 환기나 공기 정화 시설을 통해 냄새를 없애는 것이 중요하다. 아로마 테라피를 도입하여 에이프런에 향을 한 방울 떨어뜨리는 것도 정서 안정에 도움이 될 수 있다. 그러나 향에 특별히 민감한 환자들도 많기 때문에 항상 물어보고 주의해서 사용해야 한다.

- 공기오염물질 : 의료시설에서 사용하는 화학물질, 특히 치과에서 틀니나 기공물을 다듬을 때 발생하는 분진, 건물에 사용된 재료에 의한 유독물질, 알러지, 발암물질 등에 의해 공기가 오염될 수 있다. 공기정화시설과 환기가 중요하다.
- 온열환경 : 쾌적성과 관계된 것으로 인체의 발열이나 기계 과열로 인한 공간 내의 온도 상승, 인체의 수분증발로 인한 습도 상승, 호기로 인한 CO_2의 증가, 원내의 교차감염 현상 등이 있다.
- 길 찾기 시스템 : 치과 공간의 복잡함과 길 찾기 어려움은 인지력이 약한 장애인이나 노인에게 불안, 스트레스, 무력감, 공포 등의 감정을 줄 수 있다. 건물 내에서 방향을 잃었을 때 신체적으로는 혈압이 오르거나 불편한 신체상황에서 통증이 더해지기도 한다. 인지하기 쉬운 안내 표지판이나 색상이나 재료의 구분으로 이러한 스트레스를 줄여줄 수 있다.

출입구나 로비 입구에는 현재 위치를 알려주는 그림(You are here map)을 설치하고 중요한 교차 통로나 혼동이 오기 쉬운 모호한 공간에 종합 안내판을 설치한다.

병원 전체를 파악하고 찾기 쉽도록 색채, 상징적 표지물, 사인 시스템을 개발하여 처음 온 사람들이 원하는 공간을 제대로 찾아갈 수 있도록 현관 로비에서부터 시작하여 지속적으로 유지되는 안내표시 체계가 마련되어야 한다. 부서나 기능에 따라 바닥 벽, 문의 색에 차별을 두고 바닥이나 벽의 선과 방향 표시판은 이동 통로를 따라 위치하여 사람을 유도하여야 한다. 또한 엘리베이터나 계단에서 바로 몇 층인지 어느 부서가 어디에 위치하는지를 알 수 있도록 계획하여야 한다.

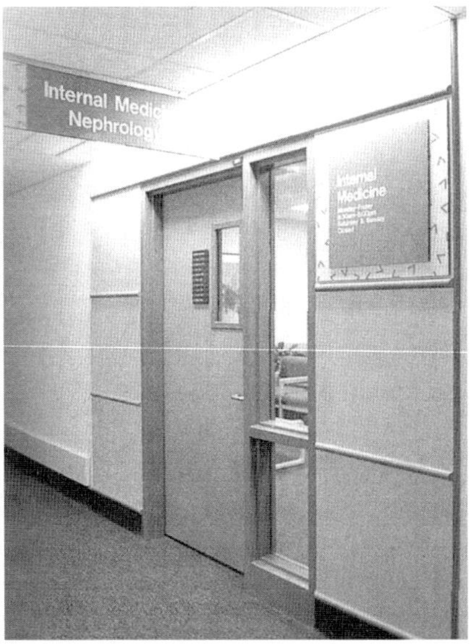

그림 27. 공간용도를 표시하기 위한 안내 사인 - 다른 색채와 재료를 이용하여 출입구를 강조. (이연숙, 실내환경심리행태론, 연세대학교출판부, 1998.)

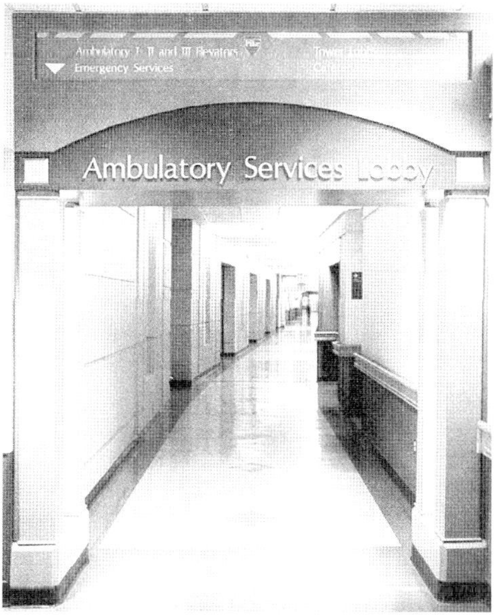

그림 28. 주 복도의 반복적인 디자인 요소 - 길찾기를 용이하게 하기 위한 분명하고 읽기 쉬운 안내사인.(이연숙, 실내환경심리행태론, 연세대학교출판부, 1998.)

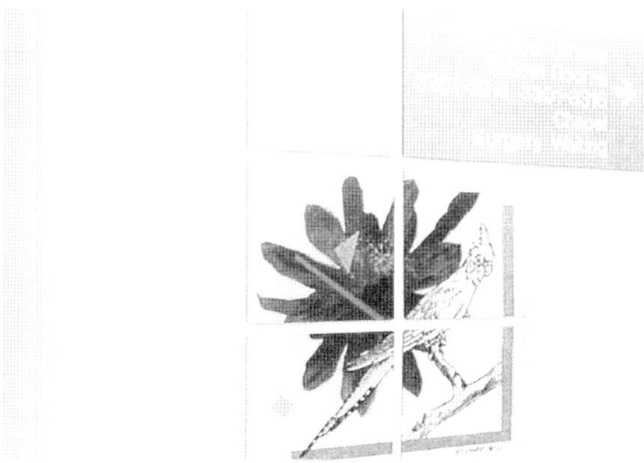

그림 29. 안내 사인 옆의 핸드마크적 이미지 - 기억하기 쉬운 요소.
(이연숙, 실내환경심리행태론, 연세대학교출판부, 1998.)

- 바닥재료 : 단단한 바닥재의 경우 소음이 발생할 수 있고 광택성 바닥재는 자연광, 조명으로 인한 눈부심을 일으킬 수 있다. 카페트 같은 바닥재는 청소하기에 용이하지 않고 휠체어 사용자에게 불편하다.
- 조명 : 치과 치료의 특성상 환자는 치료받는 동안 대부분 누워서 천장을 바라보게 되거나 소공포에 덮여 아무것도 보지 못하게 된다. 이때 천장의 직접조명은 환자에게 눈부심 현상을 일으킬 수 있어 간접조명이 유리하다.
- 천장 : 낮은 천장은 답답함을 유발할 수 있고 높은 천장은 지나친 위압감과 공허감을 줄 수 있다. 천장의 높낮이에 변화를 주면 소음조절에도 좋고 색상을 달리하여 탐미적인 즐거움을 주게 되면 아동의 주의 환기에도 도움이 된다. 대체로 천장 디자인은 밝고 청결한 것이 좋다.
- 색채 : 인지력의 측면에서는 노인의 경우 시력이 떨어지므로 파스텔 계열의 색상은 적합하지 않으나 강한 고체도의 색들은 자폐증, 정신분열 환자들을 자극하고 붉은 색 계통은 간질, 정신질환자들을 자극하는 흥분을 일으키는 색채이므로 색채 선택에 주의를 요한다. 색채 또한 치료환경에서 색채 치료요법으로 사용될 수 있으므로 이를 응용하여 색채 계획을 세울 수도 있다.
- 패턴 : 강한 대비의 물체와 배경의 패턴은 충격이 크고 압도하는 감이 있다. 띠처럼 보이는 바닥 타일의 패턴은 층계와 착각하기 쉬워 시각 장애인이나 노인에게 좋지 않다.

- 가구 : 일반적인 안내 데스크의 높이는 어린이나 휠체어를 탄 사람의 눈높이와 맞지 않는다.
- 미술품 : 정신질환자들에게는 추상적인 작품들은 약한 자아를 방해하여 악영향을 끼칠 수 있다.
- 프라이버시 및 개인공간의 침범 : 낯선 사람들의 존재로 인한 스트레스, 자신의 콤플렉스인 구강 내를 보여줘야 한다는 부담감, 치과 치료 특성상 개인공간의 분류 중 가장 가까운 친밀한 거리에 해당되는 공간을 침범함으로써 오는 스트레스 등이 여기에 해당한다.
- 휴먼 스케일 : 어린이를 대상으로 하는 경우 성인을 기준으로 한 스케일은 어린이에게 부담감을 준다.
- 자연 채광 : 태양광선은 심리적인 활력을 주며 시각적 편안함을 준다. 또한 자연광은 계속적으로 변하는 빛, 시간의 흐름으로 건축 및 오브제의 인식에 다양성을 주어 인공조명으로부터 얻을 수 없는 아름다움을 전해줄 수 있다. 또한 작업의 정확도를 높이고 생리학적 피로를 줄이며 전체적인 작업능률을 높인다. 환자의 심리상태에 긍정적 영향을 끼치며 특히 치과에서는 보철물의 색조를 판가름할 때 매우 중요하다.
- 자연경관 : 이미 병실에서만 생활하는 환자에게 자연경관이 치유에 커다란 영향을 끼친다는 것이 밝혀졌다. 이처럼 치유 환경에 있어서 자연 경관은 매우 중요하여 건물의 옥외공간이나 옥상을 정원으로 꾸미는 경우가 많다. 또한 원예치료의 효과도 입증되었는데 이는 살아있는 유기체들 대상으로 교류하면서

장애의 경감 및 극복에 많은 도움을 준다. 실내에도 치료정원의 개념으로 정원을 꾸밀 수 있으며 자연적인 습도 조절에도 도움을 줄 수도 있다.

2.2. 치유환경의 감각적 요소

최근 치유환경의 감각적인 요소에 대한 논의가 많이 되고 있으며 감성 디자인적 측면이 부각되고 있다. 색, 빛, 음, 자연, 향, 아트 등이 사람의 생체에 영향을 준다는 것은 잘 알려져 있다.

(1) 색

인간의 오감 중에서 시각이 차지하는 비율은 87%로서 가장 크므로 치유 환경을 디자인 할 때 지각적인 부분에 대한 고려가 가장 큰 비중을 차지할 것이다. 과거 의료시설의 색채 환경은 거의 청결을 상징하는 흰색을 사용하거나 회색을 사용하였다. 그러나 회색은 다른 어느 색보다 선호도가 낮은 색이고 환자로 하여금 우울한 심리적 상태를 갖게 한다(민경자, 1999). 최근에는 밝고 따뜻한 느낌을 주는 베이지, 옅은 분홍, 옅은 노랑 계열이 주로 사용되고 있다(최승희, 1998). 치유환경 색채 계획에서는 색 자체가 갖는 특성 이외에도 색의 심리적 효과를 고려하고 질병 치유와 관련한 색이 주는 효과를 생각하여 색에 따른 인간의 반응을 고려한 계획이 필요하다. 선진국에서는 이미지 유형별 색채 및 인간의 반응을 고려한 색채 효과와 연구 논문을 집대성한 자료가 있고 심리 및 색채 치료 효과에 관한 연구가 이루어지고 있다(최승희, 1998). 우리나라에서도 사용자 모두를 위한 합리적이고 과학적인 의료시설 색채 계획의 모형 설정을 위해 많은 연구가 이루어지고 있지만 아쉽게도 아직 적용할 만한 원리는 형성되어 있지 않다. 참고로 현재까지의 치유환경 색채 계획 방법을 살펴보면 다음과 같다(최승희, 1998).

① 색상 선택에서 영향을 받을 환자를 고려한다. 노인 환자의 경우 시력의 약화를 고려하여 파스텔 톤은 잘 보이지 않을 수 있으므로 채도가 높은 색이 필요하다. 신생아의 경우 청색증이나 황달에 대한 주의가 필요하므로 푸른색이나 노란색의 사용은 피하도록 한다.

② 색지각의 법칙을 이해해야 한다. 동시대비, 연속 대비, 잔상, 색의 연속성, 진출 및 후퇴 색상, 물체와 배경의 관계 등을 고려한다.

③ 색의 종교적이고 상징적인 연상을 고려하여 문화적 금기, 편견, 국가적 선호도를 파악해야 한다.

④ 색에 미치는 빛의 효과, 공간을 사용할 사람들의 나이, 환자, 직원, 방문객 등 누구를 위한 공간인가 하는 기능적인 측면의 체크리스트를 설정한다.

⑤ 색상을 접촉하는 시간의 길이를 고려한다.

⑥ 병의 성격과 정도에 따라 계획한다.

⑦ 성별, 나이에 따른 적절한 색상 구분을 한다.

⑧ 업무의 종류에 따른 시각적 정확성은 어느 정도 필요한 가를 알아본다.

⑨ 마감재 질감에 따른 색상 변화의 차이를 고려한다.

⑩ 색맹인 사람도 고려한다.

⑪ 색에 대한 지역적 편견을 고려한다.

⑫ 미적인 측면에서 충분히 고려되었는가를 체크한다.

색채 계획은 주관이 크게 작용 할 수 있겠지만 일반적으로 적용될 만한 색채 심리는 있다. 그러나 색채에 민감하게 반응하는 환자 부류, 특히 신경 정신과 환자나 소아 환자의 경우 색에 의한 직접적인 치료법이 아니더라도 환자의 상황 조절 능력을 향상시킬 수 있는 색채 조절이 필요하다. 색채 조절이란 색채의 생리적, 심리적 효과를 적극적으로 응용하여 실내 건축 도시 환경 속에 합리적으로 배색 응용함으로써 인공 환경의 쾌적성, 안정성, 효율성, 정서 순화 등의 향상을 기하고자 하는 의도적 행위이다. 똑같은 색이라도 환자의 유형별로 반대의 영향을 주는 경우가 있는데 히스테리 환자들과 정신 상태가 불안한 신경증 환자들은 초록색을 좋아하는 경향이 있고, 광증 환자나 경조증 환자는 빨간색을 좋아한다. 빨간색은 뇌 질환을 가진 환자 주변은 피해야 하지만 의기소침한 사람의 주변에 쓰면 좋다(신은수, 2000).

유아의 경우 유아가 좀 더 사회 지향적으로 성장해 가면서 자신과 자신의 느낌이나 기분에 대하여 인식하게 될수록 더욱더 색에 영향을 받게 되는데 유아들이 자유롭게 색을 탐색하고 쉽게 색을 사용할 수 있을 때 신비로운 효과가 나타나므로 유아들에게 다양한 색을 경험하도록 해 주어야 한다.

색채 치료는 색채 스펙트럼 즉, 인간의 가시 영역에 있는 색(380nm-780nm의 파장 범위)을 이용한 것으로 1970-1980년대에 건강과 색 사이의 관계가 논의되면서 색 컨설턴트들과 심리학자들 사이에서 주목되고 있다. 색채 치료는 색채 심리학과 관련이 있다.

(2) 빛

빛은 인간의 유기체적인 기능을 돕고 근본적으로 건강을 유지하고 회복하는데 기여한다. 공공장소에서의 햇빛의 유입은 건축학적으로 아트리움이나 유리로 된 커튼 월, 천장을 통해 많이 이루어진다. 환자의 치유와 직접적인 관련이 있는 공간에서의 햇빛은 중요하며 국내 건축법에서 채광을 위한 개구율에 대한 규정은 주택의 거실 및 병실에서는 바닥면적의 1/7(약 14.3%)이상 창문의 크기를 확보하도록 하고 있다. 채광에 의한 실내 조도를 나타내는 기표에 따르면 병실 주광조도 기준치는 평일 225Lux, 밝은 날 450Lux, 어두운 날 75Lux로 규정하고 있다(이훈, 1989).

빛 치료는 인공조명이나 자연광을 이용하는 치료법으로 서구에서는 우울증, 수면장애 등의 치료에 안전하게 사용되고 있는 자연 치료법이다. 빛 치료는 혈중의 세로토닌 농도를 증가시키고 뇌에서도 세로토닌의 활성도를 높여주는 것에도 관계가 있다고 한다.

(3) 음

소음은 가장 유해한 환경 스트레스 요인 중 하나이다. 음이 소음으로 인식 될 때 또는 통제 할 수 없을 경우에는 부정적인 영향을 끼치고 생리학적인 변화와 치유에 매우 해로운 환경 요인이 된다(박정욱, 1999). 소음은 혈중 콜레스테롤 수치를 증가시킬 수도 있고 고통을 참지 못하게 하여 진통제의 사용량이 증가하며 뇌를 긴장시켜 환자가 충분한 휴식을 취하거나 숙면을 취할 수 없게 만든다. 건강한 사람보다 병을 앓고 있는 환자 또는 임산부 등이 소음에 의한 영향이 크다. 남성보다 여성이, 그리고 노인보다 젊은이가 소음에 대하여 민감하며 체질과 기질에 따라 달라진다.

음이 음악으로 인식 될 경우에는 긍정적이고 치료적인 영향을 주게 된다. 미국 음악치료협회(American Music Therapy Association)에서는 음악 치료를 '음악을 이용해서 음악이 아닌 다른 영역, 즉 정신적, 사회적, 학문적, 신체적 영역의 기능을 향상시키는 활동'이라고 정의하고 있고, 한국 음악치료학회에서는 음악 치료는 '음악 활동을 체계적으로 사용하여 사람의 신체와 정신 기능을 향상시켜 행동의 변화를 가져오게 하는 음악의 전문 분야'라고 정의 하고 있다(한국 음악치료 학회, 1997).

병원에서 열리는 음악회는 긍정적인 자극제가 된다. 자폐아에 대해서는 리듬 자극 반응을 활성화 시켜주고 노인을 위한 음악 치료 프로그램도 있다. 최근에는 음악 뿐만 아니라 음악에 진동을 더한 음치료(sound therapy)가 주목 받고 있다. 지금까지는 임산부를 위한 음악으로 클래식 음악이 주로 사용되어 왔으나 임부에게 'f분의 1(1/f) 파동'을 들려주면 임부와 태아 모두에게 신경의 전송 시스템과 내분비선 활동을 촉진한다는 새로운 주장이 등장하고 있다. 클래식 음악에 익숙하지 않은 임산부들이 스트레스를 감수해 가며 억지로 클래식 음악을 듣는 것보다 훨씬 효과적이고 태아 역시 태내의 특수한 상황에서도 진동을 감지해 들을 수 있다고 주장되어지고 있다(전세일, 2003).

우리 주변의 수많은 소리 가운데 일반적으로 듣기 좋은 소리로 인식되고 있는 35개의 소리를 새소리, 물소리, 곤충 및 동물의 울음소리, 인공음의 4타입으로 구분하여 선호도를 조사한 결과가 있다. 일반적으로 새소리와 물소리로 분류되는 시험음(stimuli)이 선호도가 높게 나왔고 물소리, 인공음 순이었으며 곤충 및 동물의 울음소리는 상대적으로 선호도가 낮게 조사되었다(장긴수, 2003). 이와 같은 연구 결과는 치과에서도 새소리, 물소리 등의 자연음을 활용하여 긍정적인 효과를 낼 수 있음을 시사한다.

(4) 자연

자연을 바라보는 것만으로도 환자의 치유 능력이 좋아 질 수 있음을 뒷받침하는 많은 연구들이 있다. 예를 들어 나무나 갈색 벽돌 벽이 입원실 창밖으로 보이는 수술 환자는 진통제 투여 횟수가 적고 합병증 위험이 낮으며 입원 기간이 짧은 것으로 나타나고 있다고 한다. 자연의 도입으로 가장 많이 시행되고 있는 것은 치유 정원(Healing garden)이다. 치료 공간은 정원과 인접함으로써 새로운 분위기를 유도하며 환자의 회복에 도움을 준다. 특히 실내에서 자연을 내다보거나 실외에서 자연적 요소를 체험하는 것이 스트레스를 극복하는데 가장 탁월한 효과를 보인다(Roger S. Ulrich, 1990). 야외 정원 도입이 어려울 경우 실내 정원, 자연이 있는 전경이나 그림, 햇빛 등이 있다. 병원 내 식물을 배치하는 것도 하나의 방법이다.

(5) 향

향을 이용한 아로마 테라피는 이미 많은 의료 시설에서 자연 요법으로서 치료 보조적인 역할을 하고 있다.

아로마(천연향)과 테라피(요법)의 합성어로 건강 증진, 질병 예방, 미용 등을 목적으로 향기나는 식물(허브)에서 추출한 100% 순수한 에센셜 오일을 이용하는 자연 치료법이다. 허브를 이용한 것은 아로마테라피 중 가장 자연적이고 효과적인 방법으로서 질병의 종류에 따라 허브 향기를 맡거나 허브 즙을 내어 습포제로 사용하는 등 다양한 방법이 있다.

상업공간이나 일반 관리 공간에서도 이용가능하다. 병원의 로비 공간에는 커피 향 보다 건강의 회복과 심리적 안정을 도모하는 아로마 향이 더욱 쾌적한 의료 환경을 조성해 줄 수 있다. 은은한 아로마 향이 로비 공간에 퍼져나감으로써 로비 이용자들에게 정서적 안도감과 심리적 불안정을 회복 할 수 있는 환경을 제공한다.

아로마 테라피의 효과는 식물을 배치함으로써도 얻어질 수 있다. 이때 배치하는 식물은 아로마 테라피의 효과를 볼 수 있는 식물로 선택해야 한다. 신경 정신과 환자의 경우 우울, 불면, 신경쇠약, 불안, 편두통, 자폐 등의 증세에 바질, 벤조인, 버가못 등의 식물을 이용해 향기 치료를 한다. 특정 질환의 사용 이외에도 홀이나 로비, 대기실 등에서 은은하게 퍼지는 아로마 테라피 향은 환자들의 심신을 편안하게 해주는 역할을 할 것이다.

(6) 아트

현재 세계적으로 많은 의료 시설에 아름다운 형태의 안내 데스크, 각 층마다 특별한 장식들, 소음을 줄이기 위한 어쿠스틱 패널들, 사인, 포스터, 마감재 등에 많은 예술가들이 참여하고 있고 의료시설마다 환자들을 위한 음악회나 그림 전시회 등이 열리고 있다. 예술품의 도입으로 가장 손쉽고도 널리 사용되는 것은 그림이다. 그러나 모든 그림이 권장되어질만한 것은 아니다. 환자들은 그림 중에서도 추상화보다 나무들이 있는 자연 풍경의 그림을 더 선호하고 그림이 도전적이거나 추상적일 경우에는 오히려 스트레스를 받으므로 그림 선택에서 이점을 유의해야 한다. 특히 어린이를 위한 환경에서 아트 요소가 중요한데 이는 색과 형태에 민감한 어린이를 위한 꿈과 용기를 주는 환상 요소로써 예술품의 역할이 중요하게 작용하기 때문이다. 아트는 의료시설 인테리어 디자인에서 디자이너의 창의성이 가장 돋보이는 부분이며 치유 환경의 여러 요소 중에서도 적은 시간 안에 환자의 심리 상태를 이완시켜 스트레스를 극복할 수 있도록 도와주는 요소가 된다.

3. 스트레스를 줄이는 환경

3.1. 스트레스의 원인

앞에서 이야기 했듯이 치유환경의 최대 적은 스트레스이다. 스트레스는 환자뿐만 아니라 의료진, 직원 등 모두에게 문제이다. 스트레스의 원인은 크게 질병 자체에서 나오는 것, 물리적 환경과 사회적 환경에서 나오는 것 그리고 개인적 요인 등이 있다. 우리 몸이 이러한 외부 자극을 받으면 긴장 상태가 되는데 열이 나고 호흡량이 증가하는 등, 감지할 수 있는 생리적인 변화에서부터 신경계, 내분비계, 면역계 등, 감지가 불가능한 변화까지 몸 전체에서 변화가 동시에 일어난다. 이때 이 긴장이 해소되지 못하고 반복되거나 장기화되면 심리적, 육체적, 행동적인 면에서 환자의 건강에 큰 영향을 주게 되어 질병의 회복을 지연시키거나 심지어 질병을 악화시키고 다른 합병증을 일으키는 부정적 영향을 주게 된다(임귀방, 1997).

스트레스에 대한 물리적 환경은 의료시설의 건물을 포함한 제반 물리적 조건 및 상황 그리고 의료시설의 운영체계 등을 말한다(이훈구, 2002). 환자가 의료시설을 방문 시 느끼는 스트레스는 건물에서부터 시작된다. 획일화 된 공간에서 방향감각을 잃고 길을 잃거나 어디로 갈지 몰라 당황하게 될 때 혼잡과 스트레스를 느끼게 된다. 또한 휠체어를 사용하는 장애인의 경우 건물이 휠체어가 다니기에 적합하지 않게 설계되어 있거나 인지하기 어렵게 설계되어 있는 경우 치료를 받기도 전에 스트레스가 시작될 것이다. 헤매임, 복잡함, 기다림 등의 의료시설의 환경적 요인이 스트레스의 원인이 된다.

3.2. 스트레스의 최소화

대부분의 환자들은 상당한 스트레스를 경험한다. 환자의 스트레스는 건강(wellness)을 해치는 부정적인 신체적, 심리적, 행태적 결과를 초래한다. 신체적 스트레스로는 신체상의 여러 변화를 들 수 있고 심리적 스트레스로는 좌절, 걱정, 무능력감을 들 수 있으며, 행태적인 측면에서의 스트레스는 사회적 위축, 수동성, 분열증, 약물남용, 처방에 대한 불이행 등을 들 수 있다. 이러한 스트레스는 특히 환자의 건강에 있어서 심각한 문제일 뿐만 아니라 환자의 가족, 병원 방문객, 스텝들에게서도 나타난다. 스텝들의 스트레스는 간호의 질과 환자들의 건강에 악영향을 미칠 수 있으며 직무 불만족, 경간, 다른 직업으로의 이동 등 부정적인 영향을 미친다. 따라서 병원 시설의 경우 스트레스를 줄이도록 디자인하는 것은 무엇보다 중요하다. 적어도 병원시설은 스트레스를 줄이는데 방해되는 요소나 스트레스의 원인이 되는 요소가 있어서는 안 된다. 즉, 환경은 이러한 스트레스를 이겨 나갈 수 있도록 지원해 주어야 한다. 지원성 있는 디자인(supportive design)은 바로 스트레스를 경감시키려는 노력으로 부터 시작한다(Ulrich, 1990; Marberry, 1995). 치과 병원에서 스트레스를 줄이기 위해서는 다음의 개념들이 중요하게 고려되어야 한다.

① 통제감 (Sense of control)

② 사회적 지원 (Social support)

③ 물리적 환경에서의 기분 전환 (Positive distraction in physical environment)

④ 인지도와 길 찾기

⑤ 영역성

⑥ 방향감각의 상실 (Disorientation)

⑦ 배회 (Wandering)

⑧ 친근감 (Familiarity)

⑨ 안전성

3.3. 불안과 공포의 조절

(1) 치과치료에서의 불안

불안이란 스트레스나 위험적인 상황에서 일어나는 부정적인 정서 반응으로서 심리적 배경, 신체적 구조, 의식의 다양한 정도에 따라 여러 가지 방법으로 나타나며 염려, 긴장, 불편함 등을 동반한다(이은옥 외, 1992). 또한 외적인 위험에 의해서라기보다는 내적인 조절능력의 상실로 인하여 마음 속으로부터 일어나는 모호하고 막연한 감정이다.

불안의 수준에 기여하는 요인들로는 공포감, 환경적인 요소들, 외부적인 스트레스 요인들이 있으며 불안의 양상은 자가보고, 생리학적 반응, 그리고 운동 혹은 회현적 행위의 세 가지 반응체계로 나타난다고 하였다. 불안이 경미한 경우에는 감각이 민첩해지고 신체적 증상이 없으며 오히려 동기를 증가시키며, 중등도 불안을 경험하게 되면 합리적이고 건설적인 사고와 판단능력을 저하시켜 신체적 병리현상이 나타나게 되고 질병의 치유와 회복에 부정적인 영향을 끼치게 되므로 조기중재 되어야 한다고 하였다(양숙자, 1998).

불안의 임상적인 특징은 신체적인 반응과 정서적인 반응으로 표현되고, 신체적인 반응은 생리적인 여러 변화로 정서 반응은 독특한 의식의 감정으로써 정신적 고통이나 피할 수 없는 불안, 염려 등으로 설명될 수 있다. 따라서 불안, 공포 등의 스트레스는 내적 심리과정과 생리적 반응 등으로 조성되는 정서 반응으로서, 정서적으로나 신체적으로 막연한 두려움과 불쾌감을 느낀다는 점이 공통적이며 모든 불안의 근본적인 문제는 안전을 추구하고자 하나 현실과의 괴리에서 생기는 욕구좌절 상태에서 이루어진다고 볼 수 있다(하양숙, 1989).

치과를 찾아오는 환자들은 정도의 차이는 있지만 기본적으로 불안과 공포를 가지고 있다. 미국에서는 4천만 명의 인구가 불안감으로 인해 정기적인 치과방문을 꺼리고 있고, 공포증세가 있는 1,200만 명성도는 치과에서의 응급치료를 피하는 것으로 알려져 있다(Milgrom, et al., 1988).

현대 치과의술에 많은 기술적인 진보가 있었음에도 불구하고, 치통의 두려움과 치과치료에 대한 불안이 만연해있으며 이러한 치과불안은 많은 사람들에게 중요한 건강 문제가 되고 있다(Stouthard, Hoogstraten & Mellenbergh, 1995).

치과에서 경험하게 되는 불안과 긴장은 공포에 이르기까지 하는 정신건강의 위협적인 요소이다. 질환의 치료에 대한 불안으로서는 진단의 적부에 대한 불안, 육체적 고통에 대한 불안 등이 있다. 최근에는 치료실의 분위기, 치료진의 복장과 태도에 까지 배려를 히여 불안을 덜어주려 하지만 환자가 치과치료를 두려워하는 심리에는 변화가 없다(Gentry, 1981).

의약과 의술의 발달로 다양한 형태의 진정제와 마취제가 환자의 불안과 통증을 감소시키기 위해 치과치료에서 사용되고 있다고 하여도 구강 내 처치는 환자에게 있어서 본질적으로 불안감을 느끼게 한다(Cherry & Pallin, 1948).

임상에서 나타날 수 있는 치과 불안은 직접적으로 받는 스트레스부터 간접적, 즉 피할 수 없는 스트레스까지 스트레스 인자(stressor)로서 영향력을 나타낸다. 첫째, 치료 의자에 앉았을 때의 긴박감은 이미 그 상황을 피할 수 없다고 느끼며 사람에 따라서는 회피의식도 나타낸다. 둘째, 치아절삭 만큼 불안한 것은 없다. 에어터빈(air turbine)이 큰 소리를 내기도 하지만 바(bur), 드릴(drill) 등에 의한 직접적 진동이 치아로 부터 골을 통해 전도되기 때문이다. 셋째, 치과기구는 곧 아픔을 연상시킨다. 이전의 치료에서 경험한 기구만 보아도 불안이나 공포에 바탕을 둔 신체 반응이 일어날 수 있다. 구내 주사는 극심하게 불안과 공포를 느끼게 한다. 순간적인 피내, 피하, 근육주사에 비하여 구강 내는 대개의 경우 비교적 긴 시간에 걸쳐 하는 침윤 마취가 많은 것이 더욱 불안을 증가시킨다. 마지막으로 통증에 대한 예기 불안은 구강 처치에 있어서 가장 큰 문제이다. 절삭, 발치, 신경치료, 구강 내 주사 등은 이전의 암시효과가 가중되어 환자를 더욱 불안하게 만든다(Sammuel, Thomas, & Donnald, 1978).

치과 외래환자들의 공포 불안에 관한 연구에 의하면 병원 불안(Hospital Anxiety)에서 긴장(66.4%), 두려운 일이 일어날 것 같은 생각(63.6%), 걱정스런 생각(68.5%), 조바심이 나는 것(69.4%) 등의 항목에서 60%이상의 응답율을 보였다(박성미 · 한정수, 1998). 또한 치과치료 공포증의 불안 계측표를 보면 '입 안에 주사를 맞는다, 핸드피스로 이를 깎는다, 이에 접촉된 기계가 떤다, 치경이 입속에 넣어진다, 치료를 위하여 입을 크게 벌린다, 번쩍거리는 기계가 입속에 있고 엔진소리가 들린다, 치과치료실에 들어가 의자에 앉는다' 순으로 불안반응이 높게 나타난다고 보고하였다(우찌다 야스노부, 1995).

치과적인 불안 공포감은 일반적으로 여성이 남성보다 더 높다고 보고되어 있으며(강현구, 1992; Holtzman, et al, 1997; Herson, 1973; Corah, 1969; 김효숙, 1999), 나이가 많을수록 불안감이 생기는 비율이 낮아진다고 하였다(Locker et al, 1991; 김효숙, 1999). 심한 치과적 불안 공포는 과거의 아프고 좋지 않는 치료경험과 그에 따른 장래의 치과치료에 고통이 따를 것이라는 예상과 관련되어 있다고 한다. 이와 같은 결과는 과거의 치료에 대한 기억이 존재하여 현재의 치료에 영향을 미치게 되는 것이다(Kent, 1984; Woolgrove & Cumberbatch, 1986).

이와 같이 치과 치료는 인체 중에서 가장 단단한 치아를 절삭하고 치수에 가까운 부위 또는 직접 치수를 처치하여 치료 조작을 가하는 것이므로, 두경부 특히 안면과 두개가 바로 접하고 있는 상, 하악 및 치아가 받는 자극이 골조직이나 신경을 매개로 하여 뇌신경계에 곧바로 통증이 받아들여지기 때문에 인체의 다른 부분에 비하여 아픔의 빈도나 감수성이 특히 높은 곳이다. 또한 치료실이라는 독특한 분위기, 구강 내 주사, 절삭, 발수, 수술 등 몇 가지가 합해지면 불안과 공포, 저치가 조건 반응을 형성한다. 그러under고 무서운 것, 아프다는 경험이 조건부가 되어 치료 처치 모두에 대하여 불안감과 공포심을 자아

내게 되어 치과치료를 회피하게 만든다. 치과 치료 시 공포는 아픔에 대한 예기 불안이나 긴장으로부터 발생하며 실제 진료 시 통증을 느끼게 되면 그 공포는 소멸되기가 어렵다. 따라서 치과 환자의 불안과 공포는 매우 극심한 자극이 될 수 있다(Richardson & Dent, 1986).

(2) 치과치료에서의 불안 감소를 위한 음악 치료

감성을 이용한 불안 조절의 하나로 음악이 이용될 수 있다. 음악은 오랜 옛날부터 계속해서 질병의 치료와 관련되어 왔으며 생리적이고 정신적인 치료는 음악에 의존하고 있다(Standly, 1986). 치과나 일반 의료 분야에서의 음악은 감상의 형태로 마취나 수술시에 사용했으며 불안완화제와 진정제, 그리고 청각진통(Auditory analgesia)으로서의 기능을 하며 특히 음악과 소음를 이용한 청각적 자극은 치과치료에 시도되어 좋은 효과를 얻었다고 보고하였다(Camp, Martin & Chapman, 1962; Gardner & Lichlider, 1959). 치과에서 많은 의사들은 환자의 불안감소와 통증조절을 위해 음악의 사용을 지지하고 있으며(Park, 1983), 음악은 치과 치료시 불안이나 통증과 같은 스트레스를 주는 치료와 연관되어 사용할 수 있다(Anderson & Masur, 1983).

일반 의료분야에서 수세기 동안 고통과 불안을 완화하기 위한 효과적인 방법이 고려되었는데 음악의 사용은 의학의 일반적인 영역에서 느끼게 되는 불안과 치료과정에서 고통감소에 가장 선호되는 치료적 방법으로 밝혀졌으며 치과치료 과정에서 음악은 청각진통으로써 가장 철저히 연구 된 분야이다. 음악이 청각진통으로 사용될 때 음악의 치료적 목적은 불안과 스트레스, 통증감소, 그리고 마취나 진통제 양의 감소에 둔다.

음악 감상이 고통스러운 치료에서 청각진통의 효과를 극대화시키기 위한 요인은 환자가 선호하는 음악과, 양질의 기구로 두려움과 고통을 일으키는 자극 보다 음악을 먼저 사용하는 것이며 가능하면 음악에 집중할 수 있도록 pillow speaker를 가진 이어폰을 사용하고 음악이 불안과 안정에 도움을 줄 것이라는 언어적 지침을 주어야 한다. 그 밖의 생각이나 연상에 집중하는 것과 같은 호감 있는 언어적 연합과 음악을 결합시켜야 하며 환자에게 볼륨이나 카세트 조작과 같은 요소들을 조절하도록 허락해야 한다. 특히 중요한 요인은 환자가 선호하는 음악의 사용과 고통을 포함하는 자극이 시작되기 전에 음악이 주어져야 하는 것이며 무엇보다도 환자의 음악 선호도에 의해 효과가 결정된다고 할 수 있다(Christenberry, 1979; Gardner & Licklider, 1959).

음악의 청각진통 효과에 관한 연구로 Jacobson(1957)이 30명의 성인 환자에게 음악을 감상하도록 하여 음악이 있는 조건과 음악이 없는 조건에서 치료과정 중에 경험하는 통증에 대한 자기보고 결과, 유의한 수준에서 효과가 있는 것으로 나타났다. Gardner와 Lichlider (1959)도 부분마취를 필요로 하는 다양한 치과치료를 받는 성인과 소아환자 387명에게 치료동안 음악과 white noise를 들려준 결과, 63%는 완전한 진통 효과를, 25%는 주어진 시간에 더 많은 치료를 할 수 있었다는 결과를 보고하였다. 이와 유사한 연구로 성인과 소아환자

400명에게 음악과 white noise를 들려주며 행동을 관찰한 결과 음악이 청각진통에 효과가 있음을 밝혔다(Monsey, 1960).

치과에서 사용된 음악의 효과는 여러 연구를 통해 검증되었는데 치과 치료 과정 동안 음악이 없는 마취조건과 음악 감상을 포함한 마취 조건을 비교한 결과 음악이 포한된 경우가 맥박과 혈압을 감소시키는데 통계적으로 유의한 것으로 나타났다(Oyama et al, 1983). 또한 Cherry와 Pallin (1948)은 음악과 아산화질소 마취를 결합했을 때 음악이 환자의 몸부림과 헛소리하기와 구토를 감소시켰으며, 마취에서 빠르게 회복하는 것을 용이하게 하였고 치료시간을 단축시켰다고 보고하였다. 또한 오스트리아 네케크병원의 네르크스 박사는 치과치료를 위해 특별히 작곡한 음악으로 마취효과를 얻었다고 보고하였다(Mowatt, 1967).

Morosoko와 Simmons(1966)는 환자의 치아에 충격을 주었을 때 음악과 white noise가 통증의 역치와 인내를 증가시키는데 효과적임을 발견하였으며 치과치료 과정에서의 청각적 기분전환 효과(auditory distraction)를 알아보기 위해 13-17세의 청소년과 18-25세의 청년 그룹으로 나누어 자기가 선곡한 음악을 들으며 치료를 받도록 한 후 불안, 긴장, 통증, 무기력감에 대해 자기 보고한 결과 무력감에서 유의한 차이를 보였다.

관심전환(distraction)은 다양한 임상상황에서 오랫동안 사용되어진 방법으로 기분전환으로의 음악사용은 통증자극으로부터 주위를 전환시키고 환자의 불안과 통증을 덜게 하며 상호작용을 증가시키는 작용을 한다(Gaston, 1968).

일반적으로 환자가 치과치료 시에 불안 공포를 느끼는 주된 요인은 치료에 사용하는 기구들의 모양과 기계의 소음에서 기인한다(Moore et al, 1993). 따라서 임상적 상황에서 음악 감상은 청각진통을 통한 통증, 불안감소의 역할 뿐만 아니라 치료실의 다른 여러 기계소리에 대한 가리기(masking) 효과를 가져 온다. 치과치료 시 발생하는 드릴의 소음은 불안과 공포를 더욱 가중시키며 그로 인해 실제 경험하는 통증의 강도보다 더 강하게 지각하게 되는 경우가 많다. 이때 제공되는 음악의 청각적 자극은 조건부적인 불안을 제거하는 masking 효과(치과 기계로 치아를 긁어내는 불쾌한 소리를 없애기 위해 강한 음을 사용하는 것)를 나타낼 수 있고 직접적으로 신경학적인 고통을 진정시킬 수 있다.

Scott와 Hirschman(1982)의 연구에서 드릴의 소리는 불안반응을 불러일으키는 환경이 될 수 있음을 보여주었는데, Gardner, Lichlider와 Weisz (1960)는 치과 수술환자 5000명을 대상으로 음악과 white noise를 사용하여 실험한 결과 masking 효과를 통해 불안과 진통효과 그리고 치료시간의 단축을 가져왔다고 보고하였다.

최근 국내에서도 치과치료시의 불안과 통증에 대한 음악의 효과에 관한 연구들이 이루어지고 있는데 발치환자들의 발치 전 불안감소를 위해 음악 감상을 시행한 결과 대상자의 맥박, 상태불안, 발치만족도에 있어 대조군과 유의한 차이를 보였으며(조영희, 2000), 치과치료에 대한 불안 공포를 가진 중학생을 대상으로 치과에 내원하는 즉시 1차 음악 감상을 실시하고 치과 치료시 2차 음악 감상을 시행한 그룹에서 불안공포 점수의 유의미한 감소가 나타났다(이병국, 2001).

이와 같이 적극적인 음악 감상은 치료과정에서의 긴장과 불안을 감소시키고 통증으로부터 생각을 분산시킬 수 있는 효과적인 방법임을 여러 연구를 통해서 확인할 수 있으며(Buckwalter, Hartssock & Gaffney, 1985), 음악 감상을 통한 긍정적인 경험은 치과치료과정에서의 불안, 통증 감소에 큰 영향력을 미칠 수 있다.

4. 기다림의 심리

치과에서는 치료의 특성상 대기 시간이 존재할 수 있으며 이는 그 시간에 따라 환자에게 또 다른 스트레스 원으로 작용 할 수 있다. 서비스에 대한 대기의 의미는 서비스를 받을 준비가 완료된 시점에서부터 서비스가 시작될 때 까지를 의미한다. 또한 고객이 기다리는 동안 느끼게 되는 준비의 상태를 말하기도 한다. 대기는 서비스가 실행되는 시점을 기준으로 서비스 실행 전(pre-process), 서비스 실행 중(in-process), 그리고 서비스 실행 후(post-process)에 발생하는 것으로 분류할 수 있다(Dube-Rioux, 1988).

또한 서비스 제공 전의 대기는 제공 시간의 사전 결정 여부에 따라서 그 종류가 나눠질 수 있다. 즉 서비스 제공자와 소비자가 서비스 제공 시간을 약속하였는지 여부에 따라서 대기의 종류가 나눠진다(김란희, 2004).

① 약속된 시간에 서비스를 제공 하는 경우

대기 시점에 따라서 다시 약속된 시간 이전에 미리 도착하여 발생하는 예정이전 대기와 약속된 시간에 서비스 제공이 미루어지는, 즉 시간 지연으로 인한 기다림으로 나뉘어 볼 수 있다.

② 약속된 시간과 관련 없이 선착순으로 서비스 제공이 이루어지는 경우

먼저 도착한 소비자가 먼저 서비스를 제공받는 원칙으로 서비스를 전달 받기 위한 대기행렬에서의 대기로 고객의 대기 중 대다수를 차지하고 있다.

대기와 고객의 평가 및 만족에 영향을 주는 요소로 주변 환경이 있다. Kotler(1984)은 소비자 인식을 고무하는 물리적 자극을 감각 기제에 따라 시각, 청각, 후각, 촉각의 인식을 포함하는 분위기로 설명하였다. Bitner(1990)는 서비스업에서의 물리적 환경을 서비스풍경(service scape)이라는 말로 표현하면서 서비스의 물적 환경은 자연적, 사회적 환경과 대비되는 개념으로 '인간이 만든 물리적 환경'이라고 정의하였다.

환경적인 변수로서 주변의 환경은 소비자의 대기에 대한 인식에 영향을 미친다. 즉 소비자의 대기에 대한 인식은 우선 소비자가 대기하고 있는 장소의 환경에 의해 영향을 받을 수 있어서 소비자의 시간에 대한 인식은 대기 환경의 주변의 여러 가지 물적 요소들에 의해서 받는 다는 것이다.

David H. Maister는 대기심리학 이론에서 고객의 대기 상황을 열거한 대기 원칙을 다음과 같이 밝혔다.

원칙 1. 기다리는 시간이 소비자에게 유익한 경우가 그렇지 못한 경우보다 짧게 느껴진다.

원칙 2. 구매 전 대기보다 구매 중 대기가 짧게 느껴진다.
즉, 치과 치료를 받기 전에 기다리는 것보다는 마취나 인상 뜰 때 등 치료를 받으면서 기다리는 시간이 더 짧게 느껴진다고 한다.

원칙 3. 대기 중에 발생하는 소비자의 불안은 대기시간을 더 길게 한다.

원칙 4. 예상 대기시간을 알지 못하는 경우 사전에 아는 것보다 더 길게 느껴진다.

그 한 가지 예로 예약 신드롬이 있다. 고객은 예약 시간에 맞추기 위해 일찍 도착하여 정해진 시간 까지 만족스러워 한다.

원칙 5. 대기의 이유를 알지 못하는 경우 아는 것보다 더 길게 느껴진다.

원칙 6. 불공정한 대기의 경우 공정한 경우보다 더 길게 느껴진다. 학자들의 연구에 따르면 레스토랑에서 나중에 도착한 고객이 먼저 자리를 취하게 되면 자극을 받는다고 한다.

원칙 7. 서비스가 소비자에게 가치가 있는 경우 더 오래 소비자들은 기다린나.

원칙 8. 집단으로 기다리는 것이 홀로 기다리는 것보다 짧게 느껴진다.

위의 원칙을 종합해서 치과 환경 계획에 적용해 보면 치과치료를 받기 위해 대기하는 경우, 대기 공간이나 진료 중 대기 시 사방이 막혀 있는 독방에 홀로 대기하는 것보다는 공간을 구획함에 있어서 반개방형으로 계획하거나 글라스와 같은 투명 재질로 구획을 함으로써 다른 곳의 진료 상황이 보이거나 다른 환자들의 대기 상황도 같이 볼 수 있는 환경이 조성될 때 대기로 인한 부정적인 감정은 감소될 것으로 보인다.

제 4 장

치과 공간에 대한 장애인의 접근성 증진을 위한 체크리스트 제안

이 책에서는 문헌고찰을 통하여 장애인의 편의를 포함한 치과 병원의 유니버설 디자인을 위한 다음과 같은 체크리스트를 추출하였다. 본 체크 리스트는 한국장애인복지진흥회의 2006년 편의시설실태 표준조사표 개발 및 평가연구를 바탕으로 치과 공간과 관련된 부분만을 발췌하여 평가내용을 재구성하였다. 세부 항목들은 유석종(2004)의 장애인 · 노인 · 임산부 등의 편의 증진시설 실태조사 리스트 개발연구를 참고하여 장애인 · 노인 · 임산부 등의 편의 증진 보장에 관한 법률, 주차장법 시행규칙, 소방기술기준에 관한 규칙, 도시계획시설에 관한 규칙, 건축법 시행령, 주택건설기준 등에 관한 규정, 건축물 설비기준 등에 관한 규칙, 장애인 편의시설 설계지침, 장애인 치과 가이드북 등을 기초로 하여 치과 공간과 관련 있는 사항들을 추출하였다.

1. 매개 시설

표 8. 매개 시설

시 설	평 가 내 용	세 부 사 항
건 물 진입로	해당건물 내 보도 및 접근로의 바닥재질과 마감상태는 보행장애인에게 적절한가?	목발, 지팡이 등이 미끄럽지 않은 재질로 평탄하게 마감되었는가?
	건물 접근로의 단차는 휠체어 등의 통행에 적절한가?	보도와 차도의 경계구간은 높이 차이가 3cm 이하로 설치되어 있는가?
	보도 및 접근로의 유효폭과 기울기는 '편의증진법'의 요구조건을 충족시키고 있는가?	휠체어사용자 통행위한 접근로(보도)의 유효폭이 1.2m 이상인가?
		휠체어 또는 유모차가 교행할 수 있도록 50m마다 교행구역(1.5x1.5m)이 있는가?
		경사진 보도 등이 연속될 경우 휠체어 사용자의 휴식공간(30m 마다 1.5x1.5m 이상의 수평면으로된 참)이 있는가?
		보도 등의 기울기는 1/18이하(지형상 어려운 경우 1.12)인가?
		연석 경사로의 유효폭은 0.9m 이상인가?
		연석 경사로의 기울기는 1/12 이하인가?
	휠체어 등 보행자를 위해 보행안전통로는 확보되어 있으며 연속성이 있는가?	가로수는 지면에서 2.1m까지 가지치기가 되어 있는가?
	시각장애인의 유도에는 문제가 없으며 방향전환, 위험지역 등에서의 경고시설은 적절한가?	보도와 차도의 경계부분이 구분(바닥재의 질감 및 색상 포함)되어 있는가?
		횡단보도의 진입부분에는 점형블록과 선형블록이 설치되어 있는가?

시 설	평 가 내 용	세 부 사 항
장애인 전 용 주 차 구 역	주차장의 설치위치, 크기 및 수는 적절한가?	장애인전용 주차구역의 크기가 1대에 대하여 3.3x5m 이상인가? (단, 평행주차형식은 2mx6m 이상)
	주차구역의 표시, 유도, 안내표시는 적절하며 주출입구까지의 안전통로는 확보되어 있는가?	주차구역에 장애인전용표시가 되어있는가?
		주차공간의 바닥면은 높이차이가 없고 기울기가 1/50 이하인가?
		장애인전용주차구역에서 건축물의 출입구 또는 장애인용 승강설비에 이르는 통로의 높이차이가 없고 유효폭이 1.2m 이상인가?
주 출입구	해당시설의 주출입구는 휠체어사용자가 타인의 도움 없이 접근이 가능한가?	건축물 출입구와 통로의 높이 차이는 3cm 이하인가?
		휠체어 리프트가 설치되어 있는가?
		리프트는 탑승자 스스로 사용할 수 있도록 1.4mx1.4m 이상의 승강장이 있는가?
		리프트 승강장에는 호출할 수 있는 벨과 작동설명서가 부착되어 있는가?
		리프트의 운행 중 비상정지 및 과속방지 장치가 설치되어 있는가?
		휠체어 리프트를 접었을 때 벽에서 0.4m 이상 돌출되지 아니한가?
		수직형 휠체어의 경우 유효바닥면적은 폭 0.9m이상, 깊이 1.2m 이상인가?
		경사로의 유효폭이 1.2m 이상인가? (단, 불가피할 시 0.9m 이상)
		경사로가 있을 시 0.75m 이내마다 참(1.5mx1.5m)이 설치되어 있는가?
		경사로의 기울기는 1/12 이하인가? (단, 1m 이하, 상시보조가 있을 시 1/8)

시 설	평 가 내 용	세 부 사 항
주 출입구	해당시설의 주출입구는 휠체어사용자가 타인의 도움 없이 접근이 가능한가?	경사로의 추락 방지턱 (5cm 이상) 또는 측벽이 설치되어 있는가?
		경사로의 길이가 1.8m 이상, 높이 0.15 이상일 시 양측면의 손잡이가 있는가?
		경사로 시종점 전후에 1.5m 이상 여유 공간이 있는가?
		경사로의 바닥은 미끄럽지 않고 내구성 있는 재질을 사용하였는가?
		손잡이가 있을 시 시작과 끝부분에 수평손잡이(0.3m)가 연장 설치되어 있는가?
		손잡이의 높이는 바닥면으로부터 0.8m 이상 0.9m 이하로 설치되어 있는가?
		손잡이의 양 끝부분 및 굴절 부분에는 점자표지판이 부착되어 있는가?

2. 내부 시설

표 9. 내부 시설

시 설	평 가 내 용	세 부 사 항
출입구(문)	해당시설의 주출입문은 전·후의 활동공간이 확보되어 있으며 유효폭, 구조, 턱낮추기 등이 적정한가?	출입구(문)은 그 통과 유효폭이 0.8m 이상인가?
		출입구(문)의 전면유효거리는 1.2m 이상인가?
		출입구(문)과 직교하는 측벽의 거리는 0.6m 이상인가?
		출입구의 바닥면에는 문턱이나 높이 차이가 없는가?
	해당 시설의 주출입문의 형태, 손잡이 형태 등이 적절한가?	출입문은 회전문을 제외한 다른 형태의 문을 설치하였는가?
		미닫이문은 가벼운 재질로 되어 있고 턱이 있는 문지방이나 홈이 없는가?
		여닫이문에 도어체크가 설치되어 있고 문이 닫히는 시간이 3초 이상인가?
		출입문에 레버형이나 수평 또는 수직막대형으로 손잡이가 설치되어 있는가?
		출입문의 손잡이는 중앙지점이 바닥면으로부터 0.8m~0.9m 사이에 있는가?
		건축물 주출입구 0.3m 전면에는 점형블록을 설치하거나 지각장애인을 위한 바닥재 질감 등을 달리하였는가?
		건축물 주출입구가 자동문일 경우에는 미작동시 시설관리자 등을 호출할 수 있는 벨이 설치되어 있는가?

시 설	평 가 내 용	세 부 사 항
복도 및 통로	해당시설 복도의 유효폭, 턱낮추기, 단차해소는 적정하며 시각장애인의 유도에 장애는 없는가?	복도의 유효폭이 1.2m 이상으로 되어 있는가? (단, 복도 양옆에 거실이 있을 경우 1.5m 이상)
		복도의 바닥면에는 높이 차이가 있는가? (단, 시설 상 부득이한 경우 경사로를 설치)
		바닥표면에는 미끄러지지 아니하는 재질로 되어 있고 넘어졌을 경우 가급적 충격이 적은 재료를 사용하고 있는가?
		복도 측면에 손잡이를 연속하여 설치하였는가? (단 방화문 등의 설치물은 제외)
		손잡이가 바닥면으로부터 0.8m 이상 0.9m 이하로 설치되어 있는가? (2중 설치 - 위쪽은 0.85 내외, 아래쪽은 0.65 내외)
		손잡이의 지름은 3.2cm이상 3.8cm 이하로 하였는가?
		손잡이가 벽에 설치되었을 경우 벽과 손잡이의 간격은 5cm 내외인가?
		손잡이의 양 끝부분 및 굴절부분에는 점자표지판이 부착되어 있는가?
		통로의 바닥면으로부터 높이 0.6m~2.1m 이내의 벽면돌출물체의 폭이 0.1m 이하인가?
		통로의 바닥면으로부터 높이 0.6m~2.1m 이내의 독립기둥이나 받침대에 부착된 설치물의 폭이 0.3m 이하인가?
		통로 상부는 바닥면으로부터 2.1m이상의 유효높이를 확보하고 있는가?(단, 정애물이 있을 시 바닥으로부터 0.6m 이하에 접근방지용 난간 또는 보호벽을 설치)
		휠체어 사용자의 안전을 위한 킥플레이트 (바닥면에서 0.35m)가 설치되어 있는가?
		복도의 모서리 부분은 둥글게 마감되어 있는가?

시 설	평 가 내 용	세 부 사 항
계단 및 승강기	수직이동 수단으로 계단 혹은 경사로, 리프트, 승강기 중에서 장애인 이용에 불편이 없는 시설이 1종 이상 설치되어 있는가?	장애인용 승강기가 설치되어 있는가?
	계단 및 경사로의 유효폭, 기울기, 휴식 참, 난간(손잡이)의 굵기 및 높이, 안내 등은 적절한가?	계단의 0.3m 전면에는 점형블록을 설치하고 시각장애인을 위한 바닥재의 질감 등을 달리하였는가?
		계단 바닥면으로 부터 높이 1.8m 이내마다 계단 참이 설치되어 있는가?
		계단 및 참의 유효폭은 1.2m 이상인가? (단, 옥외피난계단 0.9m 이상)
		계단에는 챌면이 설치되어 있는가?
		디딤판의 너비는 0.28 이상으로 균일하게 되어 있는가?
		챌면의 높이는 0.18m 이하로 균일하게 되어 있는가?
		디딤판 끝부분이 발끝이나 목발의 끝이 걸리지 않게 채련의 기울기는 60도 이상으로 되어 있는가?
		계단코는 3cm 이하인가?
		계단의 측면에 난간을 설치하는 경우 난간하부에 바닥면으로 부터 높이 2cm 이상의 추락방지턱이 설치되어 있는가?
		계단의 바닥표면은 미끄러지지 아니하는 재질로 평탄하게 마감되어 있는가?
		계단코에는 줄눈 넣기를 하거나 경질 고무류 등의 미끄럼방지재로 마감되어 있는가? (단, 전체적으로 미끄럼 방지 재료로 마감 시 제외)

<table>
<tr><th>시 설</th><th>평 가 내 용</th><th>세 부 사 항</th></tr>
<tr><td rowspan="13">계단 및 승강기</td><td rowspan="5">계단 및 경사로의 유효폭, 기울기, 휴식참, 난간(손잡이)의 굵기 및 높이, 안내 등은 적절한가?</td><td>계단코의 색상은 계단의 바닥재 색상과 달리하여 설치되어 있는가?</td></tr>
<tr><td>계단의 측면에는 손잡이가 연속하여 설치되어 있는가? (단, 방화문 등의 특수한 경우 제외)</td></tr>
<tr><td>손잡이 양끝부분 및 굴절부분에는 층수, 위치 등을 나타내는 점자표지판이 부착되어 있는가?</td></tr>
<tr><td>손잡이가 있을 시 시작과 끝부분에 수평 손잡이(0.3m)가 연장 설치되어 있는가?</td></tr>
<tr><td>손잡이의 높이는 바닥면으로부터 0.8m 이상 0.9m 이하로 설치되어 있는가?</td></tr>
<tr><td rowspan="8">승강기, 휠체어리프트 등은 유효한 바닥 크기를 가지고 있으며, 장애인의 이용이 가능한가?</td><td>승강기의 0.3m 전면에는 점형블록을 설치하고 시각장애인을 위한 바닥재의 질감 등을 달리하였는가?</td></tr>
<tr><td>승강기 출입구 바닥에 감지용 점형블록이 설치되어 있는가?</td></tr>
<tr><td>장애인용 승강기는 건축물 출입구와 가까운 위치에 설치되어 있는가?</td></tr>
<tr><td>승강기 전면에는 1.4mx1.4m 이상의 활동공간을 확보하고 있는가?</td></tr>
<tr><td>승강장 바닥과 승강기 바닥의 틈은 3cm 이하로 되어 있는가?</td></tr>
<tr><td>승강기 내부의 유효바닥면적은 폭 1.1m 이상, 깊이 1.35m 이상으로 되어있는가?</td></tr>
<tr><td>승강기 출입문 유효폭은 0.8m 이상으로 되어 있는가?</td></tr>
<tr><td>승강기의 안팎에 설치되는 모든 스위치의 높이는 바닥면으로 부터 0.8m 이상 1.2m 이하로 설치되어 있는가?</td></tr>
</table>

시 설	평 가 내 용	세 부 사 항
계단 및 승강기	승강기, 휠체어리프트 등은 유효한 바닥 크기를 가지고 있으며, 장애인의 이용이 가능한가?	조작판의 높이는 바닥면으로 부터 0.85m 내외로 되어 있는가?
		승강기 내부의 조작판은 진입방향 우측면에 가로형으로 설치되어 있는가? (단, 유효바닥 면적이 1.4mx1.4m 이상일 경우 좌측에 설치가능)
		조작판은 버튼식으로 설치되어 있는가?
		조작판, 통화장치 등에는 점자표지판이 부착되어 있는가?
		승강기 내부에는 수평손잡이가 연속하여 설치되어 있는가?
		손잡이 양끝부분 및 굴절부분에는 층수, 위치 등을 나타내는 점자표지판이 부착되어 있는가?
		손잡이가 있을 시 시작과 끝부분에 수평 손잡이(0.3m)가 연장 설치되어 있는가?
		손잡이의 높이는 바닥면으로 부터 0.8m 이상 0.9m 이하로 설치되어 있는가?
		승강기 내부의 후면에는 출입문의 개폐여부를 확인할 수 있는 견고한 재질의 거울 등이 부착되어 있는가?(단, 유효바닥면적이 1.4mx1.4m 이하인 경우 제외)
		각층의 승강장 및 내부에는 승강기의 도착여부를 표시하는 점멸등 및 음향신호장치가 설치되어 있는가?
		광감지식 개폐장치가 설치되어 있는 경우 바닥면으로부터 0.3m~1.4m 이내의 물체를 감지할 수 있도록 되어 있는가?
		각 층의 장애인용 승강기의 호출버튼의 0.3m 전면에는 점형 블록이나 바닥재의 질감을 달리하고 있는가?
		승강기 내부의 상황을 외부에서 알 수 있도록 승강기 전면의 일부에 유리를 사용하고 있는가?

3. 위생 시설

표 10. 위생 시설

시 설	평 가 내 용	세 부 사 항
화장실	해당시설에 장애인이 이용 가능한 화장실이 남·여 구분하여 설치되어 있는가?	장애인용 화장실이 접근 가능한 통로에 연결되어 설치되어 있는가?
		화장실 0.3m 전면에는 점형블록이나 바닥표면 재질이 달리되어 있는가?
		화장실 출입구(문) 옆 벽면에는 성별을 구별할 수 있는 점자표지판이 부착되어 있는가?
		화장실 바닥 면에는 높이 차이가 없는가?
대변기	화장실 대변기 칸막이 출입문의 구조, 화장실의 크기, 위생기기의 설치위치가 휠체어 등의 접근과 이동에 적절한가?	대변기는 출입구(문)와 가까운 위치에 설치되어 있는가?
		대변기의 칸막이는 유효바닥면적이 폭1.0m 이상, 깊이 1.8m 이상으로 되어 있는가?
		대변기의 좌, 우측에는 휠체어의 측면 접근 공간(0.75m 이상)이 확보되어 있는가?
		출입문의 통과 유효 폭은 0.8m 이상으로 되어 있는가?
		출입문에는 화장실 사용여부를 시각적으로 알 수 있는 설비가 되어 있는가?
		출입문의 형태는 미닫이문 또는 접이문, 여닫이문은 바깥쪽으로 개폐, 안쪽으로 개폐 시 활동공간이 충분하게 되어 있는가?
		세정장치, 휴지걸이 등은 대변기에 앉은 상태에서 이용할 수 있는 위치에 설치되어 있는가?
	대변기의 형태 및 보조손잡이가 적절하게 설치되어 있는가?	대변기의 형태는 양변기로 되어 있거나 바닥부착형인 경우 변기 전면의 트랩부분에 휠체어의 발판이 닿지 아니하는 형태로 되어 있는가?

시 설	평 가 내 용	세 부 사 항
대변기	대변기의 형태 및 보조손잡이가 적절하게 설치되어 있는가?	대변기의 좌대 높이는 바닥면으로부터 0.4m 이상 0.45m 이하로 되어 있는가?
		대변기의 양 옆에는 수평(양쪽 보두 설치) 및 수직 손잡이(한쪽 설치)가 설치되어 있는가?
		수평 손잡이는 바닥으로부터 0.6m 이상 0.7m 이하의 높이에 설치되어 있는가? (한쪽은 변기중심에서 0.45m 이내, 다른 한쪽은 회전식, 손잡이간격 0.7m 내외)
		수직 손잡이의 길이는 0.9m 이상, 손잡이 아랫부분이 바닥면으로부터 0.6m 내외에 설치되어 있는가? (단, 바닥에 설치할 경우 휠체어 활동반경 유지)
		화장실의 크기가 2mx2m 이상인 경우 천장에 부착된 사다리 형태의 손잡이가 설치되어 있는가?
소변기	소변기의 구조, 손잡이 등의 설치는 적정한가?	소변기는 출입구(문)와 가까운 위치에 설치되어 있는가?
		소변기의 구조는 바닥 부착형으로 되어 있는가?
		세정 스위치가 전자감응식으로 되어 있는가?
		소변기의 손잡이는 양옆에는 수평 및 수직 손잡이가 설치되어 있는가?
		수평 손잡이의 높이는 바닥면으로부터 0.8m 이상 0.9m 이하, 길이는 벽면으로부터 0.55m 내외, 좌우 손잡이의 간격은 0.6m 내외로 되어 있는가?
		수직 손잡이의 높이는 바닥면으로부터 1.1m 이상 1.2m 이하, 돌출폭은 벽면으로부터 0.25m 내외로 되어 있는가?
		수직 손잡이의 경우 하단부가 휠체어의 이동에 방해가 되지 아니하도록 되어 있는가?

시 설	평 가 내 용	세 부 사 항
세면대	세면대의 설치 높이 등은 적정하며, 위생기기의 조작버튼 등의 설치 위치 등도 적정한가?	세면대는 출입구(문)와 가까운 위치에 있는가?
		세정장치, 수도꼭지 등은 광감지식, 누름버튼식, 레버식 등 사용하기 쉬운 형태로 설치되어 있는가?
		수도꼭지는 냉, 온수의 구분이 점자로 표시되어 있는가?
		휠체어 사용자용 세면대의 상단 높이는 바닥면으로부터 0.85m 이하, 하단 높이는 0.65m 이상으로 되어 있는가?
		세면대 하부는 무릎 및 휠체어의 발판이 들어갈 수 있도록 되어 있는가?
		목발 사용자 등 보행 곤란자를 위한 세면대의 양옆에 수평 손잡이가 설치되어 있는가?
		휠체어 사용자용 세면대의 거울은 세로길이 0.65m 이상, 하단 높이는 바닥면으로부터 0.9m 내외이고 거울 상단부분은 15도 정도 앞으로 경사 설치되어 있는가?

4. 안내 시설

표 11. 안내 시설

시 설	평 가 내 용	세 부 사 항
점자블록	해당시설의 주출입구 접근로에는 시각장애인이 접근하는데 불편이 없도록 시설이 설치되어 있는가?	점자블록의 크기가 0.3mx0.3m인 표준형으로 하고 바닥재의 높이와 동일하게 되어 있는가?
		점자블록의 색상은 황색으로 되어 있거나 바닥재의 색상과 구별하기 쉬운 것을 사용하는가?
		점형블록은 블록당 36개의 돌출점을 가진 표준인가?
		점형블록의 돌출점은 반구형, 원뿔 절단형, 또는 이 두 가지의 혼합 배열형으로 높이는 0.6±0.1cm로 되어 있는가?
		선형블록은 블록 당 4개의 돌출선을 가진 표준형으로 되어 있는가?
		선형블록의 돌출선은 상단부평면형으로 되어 있고 돌출선의 높이는 0.5±0.1cm로 되어 있는가?
		선형블록은 유도방향에 따라 평행하게 연속해서 설치되어 있는가?
유도 및 안내 설비	시각 및 청각장애인도 해당시설을 접근하고 이용하는데 불편한 점이 없도록 유도 및 안내시설이 잘 설치되어 있는가?	장애인 등의 이용편의를 위한 편의시설 안내표지가 부착 또는 설치되어 있는가?
		안내표지는 대상 시설의 출입구 부근 등 식별하기 쉬운 장소에 부착 또는 설치되어 있는가? (안내표지와 동일한 위치에 부착 또는 설치)
		안내표지의 색상은 청색과 백색을 사용하고 있는가?
		안내표지의 크기는 단면을 0.1m 이상으로 하였는가?
		시각상애인을 위한 안내표지에는 점자를 병기하여 설치하였는가?

시 설	평 가 내 용	세 부 사 항
유도 및 안내 설비	시각 및 청각장애인도 해당시설을 접근하고 이용하는데 불편한 점이 없도록 유도 및 안내시설이 잘 설치되어 있는가?	시각장애인용 안내표지와 청각장애인용 안내표지는 기본형과 함께 설치되어 있는가?
		주요 시설 및 방의 배치를 점자, 양각면 또는 선으로 간략하게 표시하였는가?
		일반안내도가 설치되어 있는 경우에는 점자를 병기하여 설치하였는가?
		시각장애인용 음성안내장치는 주요시설 또는 방의 배치를 음성으로 안내하였는가?
		시각장애인용 유도신호장치는 음향, 시각, 음색 등을 고려하여 설치하였는가?
		특수신호장치를 소지한 시각장애인이 접근할 경우 대상 시설의 이름을 안내하는 전자식 신호장치가 설치되어 있는가?
	시각 및 청각장애인도 비상시 빠르고 안전하게 피난할 수 있도록 경보 및 피난설비가 잘 설치되어 있는가?	청각장애인을 위한 비상벨 설비 주변에는 점멸형태의 비상경보등이 함께 설치되어 있는가?

5. 기타 시설

표 12. 기타 시설

시 설	평 가 내 용	세 부 사 항
접수대 및 작업대	해당시설의 접수대 및 작업대는 장애인 등이 이용하기에 적정한가?	접수대의 전면에는 휠체어를 탄 채 접근이 가능한 활동공간이 확보되어 있는가?
		접수대 상단까지의 높이는 바닥면으로부터 0.7m 이상 0.9m 이하로 되어 있는가?
		접수대의 하부에는 무릎 및 휠체어의 발판이 들어갈 수 있도록 바닥면으로부터 높이 0.65m 이상, 깊이 0.45m 이상의 공간이 확보되어 있는가?
		작업대의 전면에는 휠체어를 탄 채 접근이 가능한 활동공간이 확보되어 있는가?
		작업대 상단까지의 높이는 바닥면으로부터 0.7m 이상 0.9m 이하로 되어 있는가?
		작업대의 하부는 무릎 및 휠체어의 발판이 들어갈 수 있도록 바닥면으로부터 높이 0.65m 이상, 깊이 0.45m 이상의 공간이 확보되어 있는가?
		점역업무안내책자, 확대경 및 공중모사전송기, 휠체어 등이 비치되어 있는가? (휠체어는 업무시설에 한함)
		현관출입구부터 접수대까지 유도블럭이 설치되어 있는가?

6. 치료 공간

표 13. 치료 공간

시 설	평 가 내 용	세 부 사 항
대기실	건강한 사람도 장애인도 편히 쉴 수 있는 공간인가?	단차가 없어 휠체어 통행이 가능한가?
		의자에 앉기가 곤란한 환자를 위해 양탄자를 깔고 바닥 난방을 하였는가?
		보행환자의 동선을 막지는 않는가?
		휠체어에 앉은 채로 기다릴 수 있는 공간이 확보되어 있는가?
		시각장애인 안내견이 대기할 수 있는 공간이 있는가?
접수실	접수실은 친근감을 줄 수 있도록 개방적으로 계획되어 있는가?	접수대는 휠체어도 접근 가능한 높이로 계획되어 있는 곳이 있는가?
세안실	세안실과 화장실은 장애인이 편하게 이용할 수 있도록 계획되어 있는가?	손잡이는 둥근 손잡이가 아닌 레버형식으로 되어 있는가?
		문은 안에서 밖으로 밀어서 여는 혹은 미닫이문으로 되어 있는가?
		열쇠는 밖에서도 열수 있도록 되어 있는가?
진료실	진료실 입구는 장애인이 출입하기 쉬운 오픈 형식으로 되어 있는가?	기자재와 코드 등이 최소한으로 되어 있는가?
		위험한 기기와 약제, 버너가 점화된 상태로 방치, 필요 이상의 물건을 배치하지는 않았는가?
		케비넷과 같은 모서리가 각진 물건들은 둥글게 처리하여 안전에 주의를 기울였는가?
	공포감이 적은 밝은 분위기가 조성되어 있는가?	우는 소리가 들리지 않고 음악이 흐르는 즐거운 분위기의 진료실이 되도록 주의를 기울였는가?

시 설	평 가 내 용	세 부 사 항
진료실	진료대의 배치가 적절한가?	휠체어와 stretcher가 지날 수 있는 넓이(휠체어는 최저 85cm, stretcher는 55~70cm)를 고려해 진료대를 배치하였는가?
		심전도와 같은 모니터류도 사용할 수 있는 진료대 주위의 공간이 확보되어 있는가?
		치료 중 환자와 대화도 나누고 환자, 보호자, 의료스텝도 안심할 수 있도록 진료대 옆에 보조 의자가 준비되어 있는가?
구강 위생 교육 설비	휠체어와 지팡이 사용자도 사용하기 쉽도록 설계되어 있는가?	세면대의 앞면은 물론 양쪽에 손잡이가 설치되어 있는가?
		손잡이의 높이는 세면기의 높이와 같게 되어 있는가?
		수도꼭지는 조작하기 쉽도록 레버식 또는 감광지 센서가 부착되어 있는가?
		세면기 하단은 침상 위 65cm, 상단은 75~80cm 정도인가?
		거울은 낮은 위치(침상에서 90cm 정도)에 부착되거나, 또는 15도 경사지게 부착되어 있는가?
치유 환경적 요소	소음을 줄이기 위한 환경이 고려되었는가?	흡음성 재료로 음향처리 시설을 갖추고 있는가?
		음악치료 이론에 따른 잔잔한 음악이 흘러나오는가?
	불쾌함을 유발하는 냄새를 줄이기 위한 환경이 고려되었는가?	환기시설이 잘 갖추어져 있는가?
		필요시 아로마 테라피에 효과가 있는 식물이나 향을 이용하는가?
	공기 오염물질에 대한 고려가 있는가?	치과 치료에서 발생할 수 있는 분진 등을 제거할 수 있는 공기정화시설이 잘 갖추어져 있는가?
	온열환경을 위한 시설이 갖추어져 있는가?	쾌적성을 유지하기 위한 온도 조절, 습도 조절 시설이 잘 갖추어져 있는가?

시 설	평 가 내 용	세 부 사 항
치 유 환경적 요 소	길찾기 시스템이 잘 갖추어져 있는가?	출입구에 현재 위치를 알려주는 그림이 설치되어 있는가?
		중요한 교차 통로나 혼동이 오기 쉬운 모호한 공간에 종합 안내판을 설치하였는가?
		병원 전체를 파악하고 찾기 쉽도록 색채, 상징적 표지물, 사인 시스템이 개발되어 있는가?
		현관 로비에서부터 시작하여 지속적으로 유지되는 안내표시 체계가 마련되어 있는가?
		부서나 기능에 따라 바닥 벽, 문의 색에 차별을 두고 바닥이나 벽의 선과 방향 표시판은 이동 통로를 따라 위치하여 사람을 유도하였는가?
		엘리베이터나 계단에서 바로 몇 층인지 어느 부서가 어디에 위치하는지를 알 수 있도록 계획하였는가?
	바닥재료는 적절한가?	소음이 잘 발생하는 바닥재는 아닌가?
		자연광이나 조명으로 인한 눈부심이 일어나지는 않는가?
		청소하기 용이한 바닥재인가?
		휠체어 사용자에게 불편하지는 않는가?
	조명은 적절한가?	치료받는 중에 눈부심이 발생하기 쉬운 직접조명은 아닌가?
		조도는 적절한가?
	천장은 적절한가?	천장의 높이는 적절하며 높낮이의 변화가 있는가?
		밝고 청결한 디자인인가?
	색채 환경은 적절한가?	인지력을 고려한 색상계획을 하였는가?
		너무 자극적인 고체도의 색을 사용하지는 않았는가?
		색맹인 사람도 고려하였는가?
		색지각의 법칙을 이해하였는가?
		미적인 측면이 충분히 고려되었는가?

시 설	평 가 내 용	세 부 사 항
치 유 환경적 요 소	패턴을 잘 활용하였는가?	너무 강한 대비를 사용하지는 않았는가?
		계단과 착각하기 쉬운 패턴을 사용하지는 않았는가?
	가구의 선택은 적절하였는가?	안내 데스크의 높이가 휠체어를 탄 사람의 눈높이를 고려하였는가?
	적절한 미술품을 선택하였는가?	너무 추상적인 작품을 선택하지는 않았는가?
	프라이버시를 고려하였는가?	진료 장면의 노출을 꺼리는 환자를 배려할 수 있는 진료 공간이 있는가?
	휴먼 스케일을 고려하였는가?	성인을 기준으로 하는 스케일에 어린이를 맞추려고 하고 있지는 않은가?
	자연 채광을 고려하였는가?	창이나 유리로 된 커튼 월, 또는 천장을 통한 자연 채광이 확보가 되는가?
	자연 경관을 고려하였는가?	자연경관을 관망할 수 있는 창이 마련되어 있는가?
		실내에 치료 정원이 도입되어 있는가?

본 체크리스트의 모든 항목에 부합하는 공간을 디자인하는 것에는 현실적인 제약이 있을 수 있다. 위의 항목들 중에는 의무 사항뿐만 아니라 권장 사항 및 지침도 포함되어 있다.

따라서 본 체크리스트의 활용 방안으로는 장애인을 위한 유니버설 디자인 적용의 가이드라인이나, 또는 척도를 수치화하여 임의의 치과 병원 공간의 장애인 편의성 정도 평가를 위한 척도 개발 도구로 활용될 수 있을 것이다.

참고문헌

강현구(1992). 치과치료에 따른 외래환자의 불안도 수준에 관한 역학적 연구. 부산대학교 대학원.

권용화(2006). 장애인 의료기관 이용시 장애인가족 부담감 및 의료서비스 욕구: 치과병원 이용을 중심으로, 경희대 행정대학원.

김권수(2004). 서비스 기업의 심리적 대기(Waiting) 모형에 관한 연구: 호텔 고객의 대기를 중심으로, 경기대 대학원.

김란희(2004). 대기경험이 주제공원 이용자의 만족도에 미치는 영향: 롯데월드를 중심으로. 세종대 대학원 호텔관광경영학 석사학위 논문.

김민철(2003). 소아치과의원의 공간구성과 면적산정에 관한 연구, 대한건축학회논문집 계획계 19권1호(통권 171호).

김 용, 최상헌(2006). 치과의원의 실내건축디자인 계획방향에 관한 연구 - 서울 및 수도권지역 중, 대규모 의원을 중심으로 - 대한건축학회논문집 계획계 22권 3호(통권 209호).

김현미(2004). 의료 시설의 치유환경을 위한 감각 요소에 관한 연구, 건국대 디자인대학원.

김효숙(1999). 치석 제거술시 치과적 불안 및 통증에 대한 음악의 효과. 순천향대학교 대학원.

남우경(2003). 환자의 환경심리행태를 고려한 병실디자인에 관한 연구: 6인용 병실을 중심으로, 중앙대 건설대학원.

노은정(2006). 치유 환경적 종합병원 로비공간 계획에 관한 연구, 홍익대 건축도시대학원.

대한 소아치과 학회(2007). 소아 · 청소년 치과학, 신흥인터내셔날.

도혜자(1988). 치과의원의 실내공간계획에 관한 연구, 홍익대 석론.

민경자(1999). 종합 의료 시설의 시각 환경 디자인에 관한 연구. 동덕여자대학교 디자인 대학원 산업디자인학 석사학위 논문.

박민수(2005). 환자 중심적 측면에서 본 국내 종합병원 외래진료부 대기공간의 치유환경 요소에 관한 선호도 연구: 서울지역 종합병원 내과 외래진료부 대기공간을 중심으로, 중앙대 건설대학원.

박사근(2007). 친환경 시각 및 청각 정보를 이용한 심리적 소음저감효과에 관한 연구, 동신대 대학원.

박정욱(1999). Human-Care 개념의 의료 시설 공간 계획에 관한 연구. 홍익대학교 산업미술대학원 석사학위논문.

서선호(1993). 우리나라 장애인편의시설의 개선방안에 관한 연구. 경희대.

서울시정개발연구원(1995). 장애인 편의시설에 관한 기초조사.

송영민(2009). 노인여가복지시설에 있어서 환경색채의 영향에 관한 연구, 홍익대 산업미술대학원.

신은수(2000). 신경 정신과 의원의 색채 환경에 관한 연구. 숙명여자대학교 디자인 대학원 석사학위 논문.

양숙자(1998). 음악요법이 위내시경 대상자의 검사전 불안에 미치는 영향.

우찌다 야스노부(1995). 김규식 역, 치과환자의 심리, 군자출판사.

유명식(1986). 치의기기의 합리적인 워크스테이션 디자인에 관한 연구, 홍익대 석사학위논문.

유보미(2009). 고객의 상황적, 경험적인 특성이 대기시간 경험에 미치는 영향에 대한 탐색적 연구, 서강대 경영전문대학원.

유석종(2004). 장애인 · 노인 · 임산부등의 편의 증진시설 실태조사 리스트 개발연구, 디자인학연구 Journal of Korean Society of

이규일(2003). 지체장애인의 의료시설 접근을 위한 편의시설 개선방안에 관한 연구, 건국대 석사학위 논문.

이미향(2009). 빛을 이용한 치유공간에 대한 연구: LED를 이용한 치유 색광, 홍익대 건축도시대학원.

이병국(2001). 음악감상을 통한 치과치료의 불안감소에 미치는 영향. 이화여대 대학원.

이연숙(1998). 실내환경심리행태론, 연세대학교출판부.

이은옥, 김금순, 임난영, 서유현(1992). 스트레스 및 통증관리법의 효과 검정을 위한 준실험연구. 통증. 2, 51-67.

이치지로 모리사키(2001). 김영진 역, 장애인 치과 가이드북, 지성출판사.

이 훈, 박우장(1989). 종합병원 병실 환경 계획의 행태적 연구. 건설기술연구소 논문집. 제8권 1호.

이훈구(2002). 심리학적 측면에서 본 치유환경의 중요성. '치유환경의 세계적 추이' 국제 학술 심포지엄. 한국의료복지시설학회 & 밀레니엄환경디자인 연구소.

임귀방(1997). 의료시설 조직내 직종별 스트레스의 요인과 내부 고객만족 및 조직 몰입에 이치는 영향. 영남대학교 석사학위논문.

임미란(2006). 치유적 환경으로서 소아 전문 병원의 리노베이션 계획 :치료를 위한 대기공간 중심으로, 홍익대 건축도시대학원.

장긴수, 국찬, 김선우(2003). 도시 공공 장소에 어울리는 환경음의 선호도 및 평가 요인. 한국소음진동과학회논문집. 제13권 제11호.

장애인 치과진료 가이드북(2005). 재단법인 스마일.

장애인·노인·임산부 등의 편의 증진보장에 관한 법률.

전세일(2003년 1월 8일). 몸을 살리는 음악. 포천중문의대 대체의학대학원 원장. 한겨레신문.
전영신(2004). 음악감상이 치과치료시 경험하는 불안과 통증감소에 미치는 효과, 숙명여대 음악치료대학원.
전혜실(2007). 매복지치 발치시 음악요법의 효과, 아주대 보건대학원.
정상주(1992). 치과의원 실내공간 계획에 관한 연구, 숙명여대 석사 논문.
정태종(2002). 청주시 치과의원의 공간 구성 유형, 대한건축학회 학술발표 논문집 제22권 2호.
조영희(2000). 음악감상의 발치환자의 발치전 불안에 미치는 효과. 숙명여자대학교 대학원.
주은욱(1987). 종합병원 외래진료부 대기공간 실내건축디자인에 관한 연구, 이화여대 석론.
최승희(1998). 의료 시설 실내공간의 색채 디자인 모형 설정 연구. 원광대학교 대학원 건축공학 박사학위 논문.
최주연(2004). 호스피스 시설의 치유환경 조성을 위한 계획기법에 관한 연구, 건국대 대학원.
하양숙(1989). 정신 건강 간호학. 서울, 현문사.
한국장애인복지진흥회(2006). 2006년 편의시설실태 표준조사표 개발 및 평가조사연구.
한국토지개발공사(1995). 장애인을 고려한 단지내 기반 및 편의시설 설치 기준.
한석우(1999). 디자이너를 위한 인간공학, 도서출판 조형사.
Anderson, K. O., & Masure, F. T. (1983). Psychological Preparation for Invasive Medical and Dental Procedures. Journal of Behavioral Medicine, 6, 1-41.
Binter, M. J., Booms, B. H. and Tetreault, M. S. (1990). The Service

Encounter: Diagnosing Favorable and Unfavorable Incidents, Journal of Marketing, Vol. 54, pp. 71-84.

Buckwalter, K., Hartssock, J., & Gaffney, J. (1985). Nursing Interventions. W. B. Philadelphia: Saunders Comp.

Camp, W., Martin, R., & Chapman, L. F. (1962). Painthreshold and Discrimination of Pain Intensity During Brief Exposure to Intense Noise. Science, 135, 788-789.

Cherry, H., & Pallin I. (1948). Music as a Supplement in Nitrous Oxide Oxygen Anesthesia. Anesthesiology, 9, 391-399.

Christenberry, E. (1979). The Use of Music Therapy with Burn Patients. Journal of Music Therapy, 16, 138-148.

Corah, N. L. (1969). Development of a Dental Anxiety Scale. J Dent Res, 48, 596.

David H. Maister. (1985). The Psychology of Waiting Lines in the Service Encounter: Manageing Employee/Customer Interaction, in Service Businesses, John A. Czepiel, Michael R. Solomon, and Carol F. Suprenant, eds. Lexington Books, 113-123.

Dube-Rioux. Laurette, Bernd H. Schmitt, and France Leclerc. (1988). Consumers' Reaction to Waiting: When Delays Affect the Perception of Service Quality. Advances in Consumer Research, Vol. 16, 59-63.

Fisher, J.D., Bell, P.A., Baum, A. (1984). Environmental Psychology. New York.: DBS College Publishing.

Gardner, W. J., & Lichlider, J. C. (1959). Auditory Analgesia in Dental Operation. Journal of America Dental Association, 59,

1144-1149.

Gardner, W. J., Lichlider, J. C., & Weisz, A. Z. (1960). Suppression of Pain by Sound. Science, 132, 32-33.

Gaston, E. T. (1968). Man and Music. In Gaston, J. C. : Music in Therapy. NY : The MacMillan Com.

Gentry, W. D. (1981). Journal of Behavioral Medicine. New York : Pleun Press.

Herson, M. (1973). Self-assessment of Fear. Behavioral Therapy.

Holtzman, J. M., Berg, R. G., Mann, J., & Berkey, D. B. (1997). The Relationship of Age and Gender Fear and Anxiety in response to Dental care. Special Care in Dentistry, 17, 82-86.

Jacobson, H. L. (1957). The Effect of Sedative Music on the Rensions, Anxiety and Pain Experienced by Mental Patients During Dental Procedures. In E. T. Gaston (Ed.), Music Therapy 1956: Book of Proceedings of the National Association for Music Therapy, Inc. (231-234). Lawrense, KS: National Association for Music Therapy, Inc.

Jain Malkin. (1992). Hospital Interior Architecture, Van Nostrand Reinhold.

Kent, G. (1984). Anxiety, Pain, and Type of Dental Procedure. Behavior Research and Therapy, 22, 465-469.

Kolter, P. and Bloom, P. (1984). Marketing Professional Services, Prentice-Hall.

Locker, D., Liddell, A. M. (1991). Correlates of Dental Anxiety Among

Older Adults. J Dent Res, 70, 198-203.

Marberry, S. O. (1995). Innovations in Healthcare Design. New York: Van Nostrand Reinhold.

Marth M. Tyson. (1998). The Healing Landscape-Theraoeutic Outdoor Environments, McGraw-Hill.

Milgrom, P., Fiset, L., Melnick, S., & Weinstein, P. (1988). The Prevalance and Practice Management Consequences of Dental Fear in a Major U.S. city. Journal of American Dental Association, 116, 641.

Monsey, H. L.(1960). Preliminary Report of the Clinical Efficacy of Audio-analgesia. Journal of California State Dental Association, 36, 432-437.

Moore, R., Birn, H., Kirkeggaard, E., Beodsgaard, I., & Scheutz, F. (1993). Prevalence and Characteristics of Dental Anxiety in Danish Adults. Community Dent Oral Epidemiol, 21, 292-296.

Morosko, T. E., & Simmons, F. F. (1966). The Effect of Audio-analgesia on Pain Threshold and Pain Tolerance. Journal of Dental Research, 45, 1608-1617.

Mowatt, K. S. Background Music During Radiotherapy. Melodical Journal Australia, 1, 185-186. 1967.

Murtha, M. D. (1976). Dimension of User Benefits: An Overview of User Oriented Environmental Design. Washington, DC: American Institute of Architects.

Oyama, T., Hantano, K., Sato, Y., Kudo, M., Spintge, R., & Droh, R. (1983). Endocrine Effect of Anxielytic Music in Dental

Patients. In R, Droh &R. Spintge, Angst, schmers. musik in der anasthesie. Basel: Editiones Roche.

Park, J. Y. (1983). The Effect of Music on Patients with Postoperative Pain. A Thesis Presented to the Graduate School University of Santo Tomas.

Richardson, J. E., & Dent, M. (1986). The Angel Orthod Effect of Mandibular First Premolars Extraction on Third Molar. Space, 59, 291.

Roger S. Ulrich. (1990). Effects of Health Interior Design on Wellness : Theory and Recent Scientific Research, Third Symposium on Healthcare Design, SF.

Roger S. Ulrich. op. cit. Evidence Based Environment Design for Improving Medical Outcomes, p. 5.

Sammuel, F, D., Thomas, P, F., & Donnald, B. G. (1978). Behavioral science and dental practice. Saint Louise: The C. V. Mosby Co.

Scott, J., & Hirschman, R. (1982). Psychological Aspects of Entral Anxiety in Adults. Journal of the American Dental Association, 104, 27-31.

Standley, J. M. (1986). Music Research in Medical/Dental Treatment Meta-analysis and Clinical Applications. Journal of Music Therapy, 23, 56-122.

Stokols, D., (1976). The Experience of Crowding in Primary and Secondary Environments. Environment and Behavior, 8, 49-86.

Stouthard, M., Hoogstraten, J., & Mellenbergh, G. J. (1995). A Study on the Convergent and discriminal validity of the dental anxiety inventory. Behavior Research and Therapy, 33(5), 589-595.

Woolgrove, J. & Cumberbatch, G. (1986). Dental anxiety and Regularity of Dental Attendance. Journal of Dentistry, 14, 209-213.

마이독 http://mydog.samsung.com

서울시장애인치과병원 www.sdh.go.kr

지체장애인편의시설지원센터 www.gofree.or.kr

한국음악치료학회 www.musictherapy.or.kr

한국장애인도우미견협회 www.helpdog.org

한국장애인복지진흥회 www.kowpad.or.kr

저자약력

대표저자 **김 병 국**

전남대학교 치과대학 졸업

현 전남대학교 치의학전문대학원 구강내과학 교수

공동저자 **장 지 혜**

연세대학교 주거환경학 석사

전남대학교 치의학전문대학원 치의학 석사

공동저자 **최 충 호**

연세대학교 치과대학 졸업

현 전남대학교 치의학전문대학원 예방치과학 교수

유니버설 디자인과 장애인 치과병원

인쇄 | 2010년 11월 10일
발행 | 2010년 11월 20일

저자 | 김병국 · 장지혜 · 최충호
발행 | 김윤수
발행처 | 전남대학교출판부

등록 | 1981. 5. 21. 제53호
주소 | 500-757 광주광역시 북구 용봉동 300
전화 | (062) 530-0571~3
팩스 | (062) 530-0579
홈페이지 | http://altair.chonnam.ac.kr/~cnup

값 10,000 원

ISBN 978-89-7598-859-2 (93510)

이 도서의 국립중앙도서관 출판시도서목록(CIP)은 e-CIP홈페이지(http://www.nl.go.kr/ecip)에서 이용하실 수 있습니다. (CIP제어번호: CIP2010004160)